De wervelkolom, de Dorn-methode en zelfhulpoefeningen

Annet Roffel-de Haas

Uitgeverij Lulu.com

ISBN 978-1-84753-491-0

<u>Belangrijk</u>

Dit boek maakt u bekend met een eenvoudige en zachte
wervel- en gewrichtstherapie. Om deze methode toe te
passen is een praktische aanleiding of ervaring nodig.
Toch kan een ieder met de zelfhulpoefeningen beginnen.
Voor artsen en therapeuten kan het een belangrijk
naslagwerk zijn.
Het is niet de bedoeling, dat deze methode het advies
van artsen overbodig maakt.

Dank aan de heer Brunner, fysiotherapeut op Tenerife,
die mij "toevallig" met deze therapie bekend gemaakt
heeft en mevr. Eijgelaar, van het Dorn Instituut in
Ommen, waar ik een cursus bij gevolgd heb. Voorts wil ik
mijn kleinzoon Maarten hartelijk danken, die mij steeds
bijstand bood, als ik weer met de computer vastgelopen
was. Ook mijn man, die vaak als fotomodel is
opgetreden, onze zoon Wim die geholpen heeft met het
opstellen en al de anderen die geholpen hebben dit
werkje tot stand te brengen, mijn hartelijke dank.

10. De oorzaken opheffen
wat je moet weten
grondvoorwaarden
de zelfverantwoordelijkheid van de patiënt
eventuele hulpmiddelen

11. De praktijk
controle van de beenlengte
de correctie van de gewrichten

12. Controle en evt. correctie van bekken en heiligbeen
controle van het bekken
het onderzoek
hoe ontstaat een verdraaiing
de correctie
een gekanteld bekken
de correctie
het verschoven heiligbeen
de correctie
een spieropbouwprogramma

13. Controle en evt. correctie van de wervelkolom van staartbeen tot borstwervel Th8
het onderzoek van de wervelkolom
het vaststellen van afwijkingen
de behandeling
waarmee kunnen afwijkingen verband houden?
het staartbeen
het heiligbeen
de lendenwervels (L5 – L1)
van de 12^e – 8^e borstwervel (Th12 – Th8)
hoe kun je de 8^e borstwervel vinden ?

14. Controle en evt. correctie van de borstwervelkolom van borstwervel Th 7 – Th 1

de behandeling
waarmee kunnen afwijkingen verband houden ?

15. Controle en evt. correctie van schouders, armen, hoofd en halswervelkolom van C7 – C1

de schoudergewrichten en armen
de behandeling
het kaakgewricht
de behandeling
de halswervelkolom (C7 – C1)
waarmee kunnen afwijkingen verband houden
de correctie

16. Zelfcorrectie en oefeningen

zelfcorrectie van benen en heupen
de enkels
de knieën
de heupen
het bekken
oefeningen
correctie van de borst- en lendenwervelkolom
oefeningen voor de borstwervelkolom
correctie van schouders, hoofd en armen

17. Massage

a. de pijnproef
b. strekken van de wervelkolom
c. strekken van de wervelkolom met de zijkanten van de handen
d. olie gebruiken en los maken
e. inrichten van de wervels
f. controle van het weefsel

<u>Aanleiding</u>

Al vele jaren word ik geplaagd door fibromyalgie en een wervelkolom die na een herniaoperatie hier en daar te beweeglijk is geworden. Volgens een chiropractor werd mijn wervelkolom uit zijn verband getrokken door verharde spieren en hij stuurde me naar een fysiotherapeut. Dat hielp niet. Ik kreeg spierverslappers in de vorm van paracetamol en slaappillen. Ook infrarood mocht niet baten.

In de maand januari 2005 overwinterde ik op Tenerife. Daar werd wekelijks een lezing gehouden over de wervelkolom door een Oostenrijkse fysiotherapeut. Hij vertelde over de problemen, die uit het niet goed functioneren van de wervelkolom en van de gewrichten voortkomen en hoe die op eenvoudige wijze **gevaarloos** verholpen kunnen worden middels de Dorn-therapie. Dit is een therapie die op dit moment vooral in Duitsland populair is.

Toen ik hem over mijn problemen vertelde, lachte de fysiotherapeut wat en zei: "Komt u maar". Onder begeleiding van een Mensendieck-oefentherapeut, die deze lezing ook bijwoonde en deze behandelmethode graag in de praktijk wilde zien, heb ik me laten behandelen. Het is geen tovermiddel, maar aanvullend met behulp van zelfcorrectie en zelfhulpoefeningen voel ik me nu weer een hele Piet.

Sindsdien heb ik me verder verdiept in deze materie en heb nu één grote wens:
n.l. dat dit toegepast wordt in de reguliere gezondheidszorg in ons land. Het zou veel mensen kunnen helpen. Bovendien zou het een enorme besparing in de gezondheidszorg opleveren. Daarom besloot ik dit boekwerkje samen te stellen voor een ieder, die hierin geïnteresseerd is.

Putten, juni 2007.

Deel 1:Medische achtergrond

Hoofdstuk 1

<u>Onze botten</u>

Het menselijk lichaam heeft enkele honderden botten, die op
veel plaatsen door middel van gewrichten beweeglijk met
elkaar verbonden zijn.
 De functies van die beenderen zijn:
1. Stevigheid en vorm geven aan ons lichaam. Zonder
    botten zou ons lichaam een slappe en vormloze massa
    zijn.
2. Doelgerichte bewegingen maken. Aan de botten zijn
    spieren verbonden. Aangrenzende beenderen,
    verbonden door een <u>gewricht </u>vormen een hefboom, die
    de spierwerking omzet in kracht of beweging.
3. Bescherming bieden aan kwetsbare organen. De
    hersenen zijn veilig opgeborgen in de hersenschedel,
    het ruggenmerg ligt beschermd in de wervelkolom. Hart
    en longen worden beschermd door de borstkas," een
    stevige kooi", die bestaat uit borstbeen en ribben. In het
    onderste deel van het bekken, tussen het schaambeen en
    het bekken vinden de urineblaas en inwendige
    geslachtsorganen bescherming.
4. Het aanmaken van bloedcellen. In de mergholten van
    platte beenderen, zoals het bekken, de wervels, de
    schouderbladen, en de schedelbeenderen zit het rode
    beenmerg, dat zijn kleur ontleent aan de daar ontstane
    rode bloedcellen. In de mergholten van de lange
    pijpbeenderen zit voornamelijk vet (geel beenmerg).
5. Opslagplaats voor calcium, vooral voor calciumfosfaat.
    Het calciumgehalte van het bloed wordt steeds
    nauwkeurig op hetzelfde peil gehouden. Bij een te laag
    calciumgehalte ontstaan er allerlei storingen, o.a. in de
    werking van zenuwen en spieren (spierkrampen).
    Tekort aan calcium in het bloed wordt voorkomen door
    deze stof aan de voorraad van het skelet te onttrekken.

In feite worden tussen bloed en beenderen voortdurend kalkzouten uitgewisseld. Beenweefsel is geen dood weefsel, maar wordt door de botvormende en botafbrekende cellen voortdurend vernieuwd. Naar schatting wordt binnen 2 jaar het gehele skelet vernieuwd.

Hoofdstuk 2

7 hals-
wervels
12 borst-
wervels
5 lende-
wervels
heiligbeen
(5 vergroeide
wervels)
stuitbeen
(3 vergroeide
wervels)

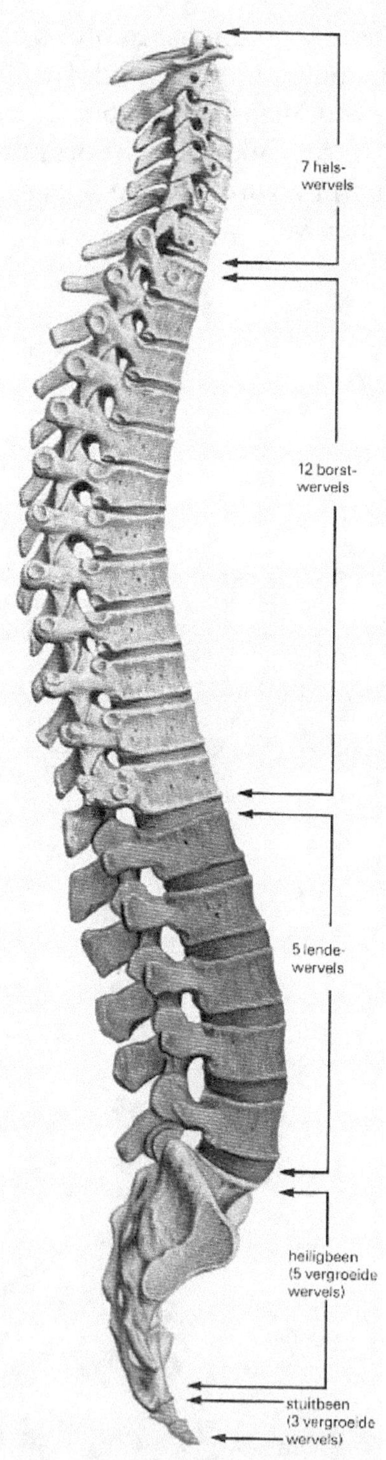

De wervelkolom

De wervelkolom is de dragende as van het lichaam. Zij stabiliseert de rechtopstaande houding, beschermt het ruggenmerg en maakt beweging van de romp mogelijk. Alle delen van het skelet zijn met de wervelkolom verbonden. De wervelkolom bestaat uit 24 vrije wervels en 8 vergroeide wervels.

Er zijn 7 halswervels (tegen het hoofd atlas en draaier)
C 1-C 7;
12 borstwervels Th 1 – Th 12
5 lendenwervels L 1 – L 5
5 heiligbeenwervels, vergroeid tot het heiligbeen
3 stuitbeenwervels, vergroeid tot het stuitbeen of staartbeen.

Een wervel

De wervels zijn verschillend gebouwd. Ze bestaan over het algemeen uit: een wervellichaam, de wervelbogen, het wervelgat, de dwarsuitsteeksels, het doornuitsteeksel en gewrichtsvlakjes.
 Het wervellichaam is een schijfvormig botdeel, aan beide zijden licht ingedeukt. Inwendig bevat het sponsachtig beenweefsel, opgevuld met rood beenmerg. Aan de achterkant van het wervellichaam zit de wervelboog , die het wervelgat omsluit. De wervelgaten vormen samen het wervelkanaal, waarin het ruggenmerg zit. Aan weerszijden van de wervelboog zit een dwarsuitsteeksel en aan de achterkant een doornuitsteeksel.
 Door zijwaartse tussenwervel-openingen gaan de **ruggenmergszenuwen** naar buiten, die de inwendige organen en de ledematen verzorgen.
De dwarsuitsteeksels en doornuitsteeksels dienen als aanknopingspunten voor de spieren en banden. Aan de boven- en onderzijde van elk dwarsuitsteeksel zit een gewrichtsvlakje voor de vorming van gewrichten met de aangrenzende

wervelbogen. De **borstwervels** hebben bovendien aan beide zijden op de grens tussen wervellichaam en wervelboog van boven en van onder een gewrichtsvlakje voor de gewrichten met de ribben. Aan de borstwervels kan men wel 10 gewrichtsvlakjes vinden.

De wervelbogen lopen over de rug heen in het doornuitsteeksel uit. Je kunt ze goed voelen en als knobbels zijn ze zichtbaar. Ze laten precies zien hoe de wervelkolom loopt. De beide dwarsuitsteeksels zijn zijwaarts gericht. Dan zijn er boven en onder nog 2 gewrichtsuitsteeksels. Zij vormen met deze uitsteeksels de gewrichten met de daarboven en daaronder liggende wervels.

Enkele wervels hebben een afwijkende vorm.

Hiertoe behoren in de eerste plaats de twee bovenste halswervels, de **atlas** en de **draaier**. De atlas draagt de schedel. Daartoe bezit deze wervel op zijn bovenoppervlak 2 schotelvormige gewrichtskommetjes, waarin de 2 naast het achterhoofdsgat gelegen achterhoofdsknobbels precies passen. De gewrichten tussen de schedel en de atlas maken een ja-knikkende beweging mogelijk. Onder de atlas ligt de draaier. Deze heeft aan de bovenkant een uitstekende tand. Die tand past in de groeve aan de achterzijde van het vrij grote wervelkanaal van de atlas. De atlas heeft geen wervellichaam en geen doornuitsteeksel. De draaier heeft afgezien van zijn tandvormig uitsteeksel de vorm van de andere halswervels. Met de tand als spil kan het hoofd hiermee nee schudden.

De tussenwervelschijven

Tussen 2 wervellichamen en hiermee vast verbonden zitten de tussenwervelschijven. Dit zijn ringen van vloeistofrijk vezelig kraakbeen met een kern van geleiachtig bindweefsel (de pulpkern).

Dit verbindingslid tussen de wervels vangt stoten op en verdeelt bij belasting de druk gelijkmatig over de wervellichamen.

De wervelbogen van aangrenzende wervels sluiten niet op
elkaar aan. Tussen de wervelbogen zitten aan beide zijden
tussenwervelgaten , waardoor de spinale zenuwen lopen vanaf
het ruggenmerg naar alle delen van het lichaam.
Bij iedere beweging wordt de pulpkern iets verschoven en
scheidt vloeistof af. In ontlaste toestand vult de pulpkern zich
weer. Dit mechanisme heeft een voortdurende belasting en
ontlasting nodig. **Daarom beschadigen bij het ontbreken van
beweging en duurzame overbelasting de
tussenwervelschijven**.
Een tussenwervelschijf heeft de hoogte van een derde tot
maximaal de helft van de hoogte van een wervellichaam.

<u>De halswervels</u>
De halswervels zijn verschillend
zoals we onder wervels al hebben
gezien.
Tussen de atlas en de draaier zit
geen tussenwervelschijf. De
wervellichamen van de andere
halswervels zijn vrij klein. De
doornuitsteeksels van de
halswervels zijn zeer kort. Alleen
het doornuitsteeksel van de
7^e halswervel is te voelen, deze is langer.

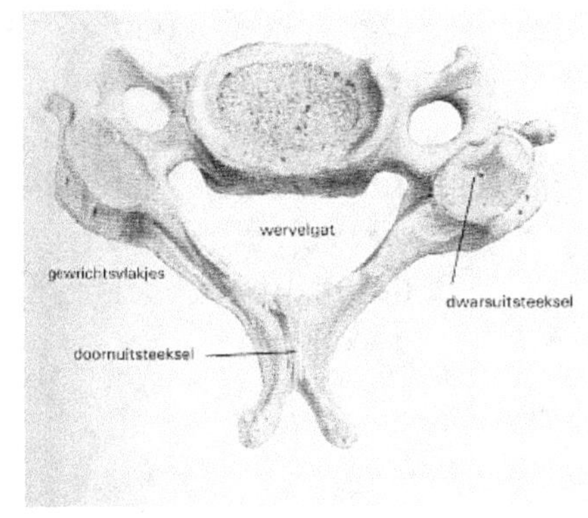

In de dwarsuitsteeksels zitten openingen, de zgn. <u>dwarsgaten</u>.
Door deze dwarsgaten lopen links en rechts de wervelslagaders,
aftakkingen van de okselslagaders. Deze gaan via het
achterhoofdsgat de schedelholte binnen, waar ze samen de
schedelbasisslagader vormen, die onder de hersenstam ligt.
De wervelbogen sluiten niet op elkaar aan. Tussen de
wervelbogen zitten aan beide zijden de <u>tussenwervelgaten,</u>
waardoor zenuwen lopen. Deze zenuwen lopen naar alle delen
van het lichaam.

<u>De borstwervels</u>
De borstwervels zijn fors gebouwd.
Daar zitten de ribben aan vast. De
doornuitsteeksels zijn lang en liggen
stijl naar beneden gericht over elkaar.
Aan de onderkant van de
borstwervelkolom komen de
zenuwen voor de benen uit het
ruggenmerg naar buiten.

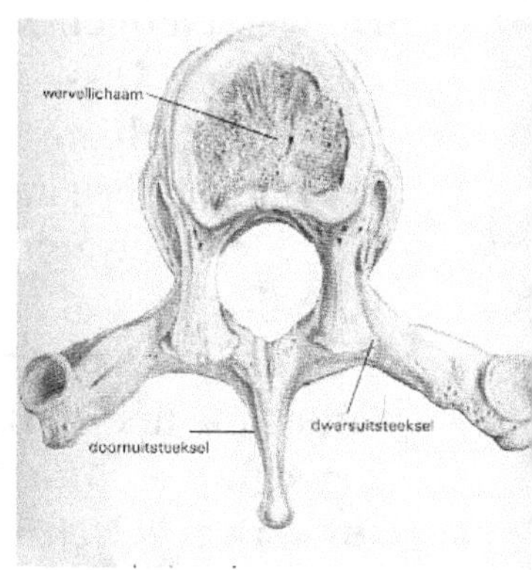

<u>De lendenwervels</u>
De wervellichamen van de
lendenwervelkolom dragen de
zwaarste last van het lichaam. Het zijn
de dikste en krachtigste
wervellichamen. Hun
doornuitsteeksels zijn naar achter
gericht.

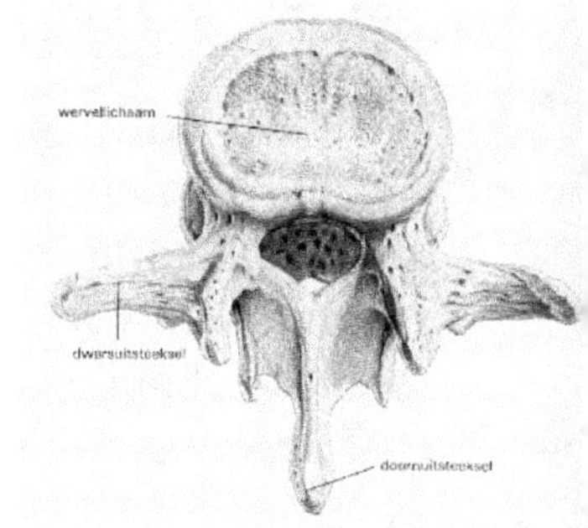

<u>Het heiligbeen en stuitbeenwervels</u>
Het heiligbeen is een benige plaat bestaande uit 5 aan elkaar
gegroeide wervels. Het zit als een sluitsteen vast in het bekken.
Aan beide zijden is het met de darmbeenderen verbonden. De
bovenkant zit onder de 5^e lendenwervel en aan de onderkant zit
het staartbeen. Zo is het aan vier zijden door kraakbeen
verbonden met andere beenderen. Het is nauwelijks
beweegbaar en moet vooral stoten opvangen.
De sterke banden waarmee het heiligbeen verbonden is met de
andere beenderen stabiliseren het.

De juiste ligging beïnvloedt maatgevend de vorm van de
wervelkolom.

<u>Stabiliteit en beweeglijkheid</u>
Alleen zijn de wervels en tussenwervelschijven niet erg
beweeglijk, maar samen is dat anders.
De <u>halswervelkolom</u> is het bewegelijkst, zij maakt bewegingen
naar alle kanten mogelijk. Daartegenover is de
<u>borstwervelkolom</u> heel wat minder
beweeglijk. Dit komt ook door de
ribbenkast. Toch is het mogelijk
naar alle richtingen te buigen en om
de as te draaien. De <u>lendenwervels</u>
zijn nog minder bewegelijk.
Hoewel zijwaartse bewegingen,
buigen en strekken mogelijk zijn, is
draaien om de romp ingeperkt. Dat
verklaart de bijzondere belasting bij
sommige sporten, zoals bij golf,
tennis of skiën.

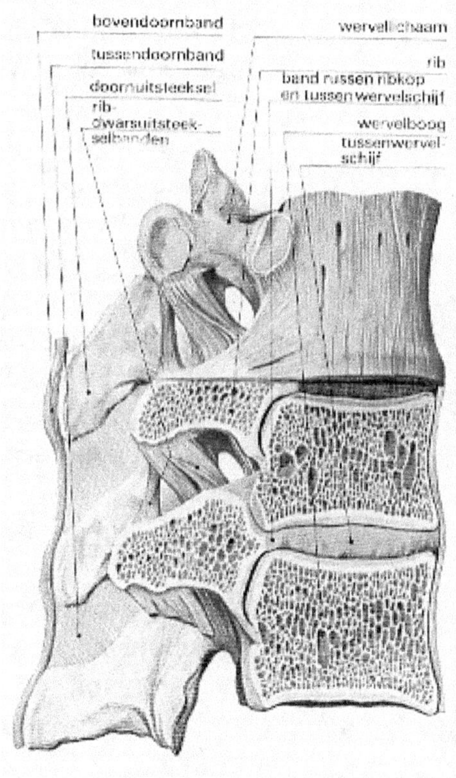

<u>De banden van de wervelkolom</u>
Een gewrichtskapsel omhult het
gewricht. Deze verbinding tussen
twee botten is echter niet stevig
genoeg. Daarom zitten er in het
gewrichtskapsel stevige
bindweefselbanden of
gewrichtsbanden. Dat zijn dus
plaatselijke verdikkingen van het
gewrichtskapsel. Deze banden
maken een al te grote beweeglijkheid van de botuiteinden
onmogelijk.

De dubbele S-vorm
Rechtopstaand is de wervelkolom gekromd als een dubbele S.
De wervelkolom buigt naar binnen (halslordose) en naar achter
(borstkyphose), dan weer naar binnen (lendenlordose) en bij het
heiligbeen en staartbeen golft hij weer naar buiten
(sakraalkyphose). Op deze manier is de wervelkolom een
buigzame elastische staf. Die krommingen spelen een
belangrijke rol bij de handhaving van het evenwicht. Door bijv.
de lendenlordose iets te versterken of te verzwakken kan men
het zwaartepunt van het lichaam zo verleggen, dat het lichaam
zijn evenwicht bewaart.

Vormen van de wervelkolom
Bij een gezonde onopvallende wervelkolom bevindt de
wervelkolom zich in evenwicht.
Bij een ronde rug zie je een opvallend gewelfde wervelkolom
en naar voren geschoven schouders.
Bij een holle rug (hyperlordose) is er een opvallende knik
tussen lendenwervels en heiligbeen. De buik komt naar voren.
Bij een scheve rug (skoliose) is een zijwaartse verkromming en
verdraaiing van de wervelkolom te zien.

De stand van de wervels, hun verzorgingsgebied en mogelijke
problemen
De stand van de wervels en van de wervelkolom is van invloed
op heel ons handelen en heel ons lichaam. Denk maar aan de
gezegden: Nou, die heeft ruggengraat, of die heeft veel te veel
op zijn rug genomen, of die laat alles gemakkelijk van zijn rug
afglijden.
Talrijke problemen kunnen verzacht worden door middel van
de Dorn-methode of zelfs genezen. Een complete behandeling
is op zijn minst het proberen waard.
Op de volgende bladzijde volgt een lijst van de wervels met op
welk deel van het lichaam ze betrekking hebben en welke
problemen daaruit voort kunnen komen bij een kleine
scheefstand of een niet nauwkeurig aansluiten.

swervels	Verzorgingsgebied	Mogelijke problemen
atlas	hoofd	hoofdpijn, migraine, nerveusiteit, slapeloosheid,chron.vermoeidheid, duizeligheid
draaier	ogen, oren, bijholten, voorhoofd	bijholteproblemen, poliepen, oog-en oorproblemen,
	aangezichtszenuwen, tanden	aangezichtspijn, pukkels. acné, tandproblemen, neuralgie en oorgeruis
	mond, lippen, neus en oren	snoeplust, gehoorverlies, opengesprongen lippen, verkrampte lippen, poliepen, slijmvliesontsteking
	keelholte, hals en strottenhoofd	heesheid, halspijn, chron.verkoudheid, strottenhoofdontsteking
	hals, amandelen, schouders	amandelontsteking, stijve nek, pijn in bovenarm, kinkhoest, struma
	schildklier	schildklierproblemen, slijmbeursontstekingen in de schouder, angsten en depressies, kroep
stwervels		
1	schouders, nek, onderarm, hand, vingers	spierverharding in schouder en nek, pijn in onderarm en hand, zenuwontsteking in onderarm, doof gevoel in vingers en handen
2	hart en borstbeen	hartproblemen, hartritmestoringen, angsten, pijn in borstbeen
3	borst, ribbenkast, longen, bronchiën	bronchitis, griep, pleuritis, longontsteking, hoesten,ademproblemen, astma
4	galblaas	galaanvallen, geelzucht, tijdelijke hoofdpijn
5	lever, bloedsomloop, middenrif	leverstoringen, lage bloeddruk, bloedarmoede, vermoeidheid, gordelroos, spijsverteringsproblemen, artritis, slechte circulatie
6	maag, buik, alvleesklier	zuurbranden, suikerziekte, alvleesklierstoringen
7	twaalfvingerige darm, alvleesklier	zweren aan de twaalfvingerige darm, maagproblemen, hik, storingen van de wervels gedurende langere tijd, vitaminegebrek, zwakheidgevoel
8	mild	mildproblemen, afweerzwakte
9	bijnieren	allergieën, netelroos
10	nieren	Nierproblemen, ontoereikende zoutafscheiding, aderverkalking, chron.vermoeidheid
11	huid, nieren, urinebuis	huidziekten, acné, eczeem, geschubde huid
12	dunne darm	dunne darmproblemen, opgeblazenheid, reuma, groeistoringen, onvruchtbaarheid
denwervels		
	dikke darm	darmstoringen, verstopping, diarree, hernia
	blinde darm, buik, bovenbeen	blinde darmontsteking, buikkramp, slechte doorbloeding in bovenbenen
	blaas, voortplantingsorganen	zwangerschapstoringen, overgangsproblemen, kniepijn, impotentie, bedwateren
	onderrug, ischiaszenuw	ischias, hernia, lumbago, pijnlijk of te vaak plassen
	benen en voeten	doorbloedingstoringen van benen en voeten, koude voeten, kuitkramp, opgezwollen benen en voeten
ligbeen	ischiaszenuw, onderlijf, heupen, zitvlak	ischias, onderlijfproblemen, chron. verstopping, pijn in benen en voeten
itbeen	endeldarm, anus	aambeien, jeuk aan de anus, pijn bij het zitten

Hoofdstuk 3

Het spierenstelsel

De rompspieren

De romp wordt wel met een zeilschip vergeleken. Weliswaar is
de mast op de bodem verankerd, doch de vaste ligging komt
pas door de optimale spanning van de touwen.
Zo is de wervelkolom in het bekken verankerd, haar stabiliteit
komt echter eerst door de harmonische verhouding van
ondersteunende en vasthoudende spieren, de spandraden van de
romp. De spieren maken een rechtop gaande houding mogelijk.
Zonder hen wordt het gewicht van borst, buik en ingewanden in
de romp naar voren getrokken.

Het diepe rugspierenstelsel

Deze diepe spieren behoren tot de houding. De naam zegt het
al, deze spieren liggen in de diepte en behoren direct tot de
wervelkolom. Ze vormen een systeem van korte, middellange
en lange spieren, die de wervels met elkaar verbinden en een
krachtig stabiliserend netwerk vormen.
De korte spieren verbinden de aangrenzende wervels. Door hun
vasthoudfunctie neigen zij overwegend tot verkorting.
Middellange spieren lopen langs meerdere wervels. Van de
dwarsuitsteeksels van een wervellichaam naar de
doornuitsteeksels van de daarboven gelegen wervels. Ze doen
mee met de beweging van de romp. Een lange spier, die van het
bekken tot het hoofd loopt, is de rugoprichtspier. Deze robuuste
spier is bijzonder pijnlijk als hij te gespannen of verkrampt is.

Het buikspierenkorset

De buikspieren zitten vast aan de ribben en het bekken. Zij
werken gedeeltelijk samen met de diepe rugspieren en
ondersteunen die ook, maar gedeeltelijk werken ze als hun
tegenspeler. De buikspieren moeten een evenwicht vormen met
de diepe rugspieren, anders worden deze te zwaar belast. De

buikspieren hebben niet alleen een vasthoudfunctie, zij
ondersteunen ook de ademhaling, stabiliseren het bovenlichaam
en maken het mogelijk om hun eigen as te draaien. Zij
beschermen de organen in het onderlijf en ontlasten door de
buikdruk de gewrichtsbanden. Stevige buikspieren zijn dus heel
belangrijk.

<u>De oppervlakkige rugspieren</u>
Deze spieren zijn goed zichtbaar. De bekendste is de
monnikskapspier, die de nek domineert. Hij verbindt rug en
armen met elkaar, beweegt de schouderbladen, draait het hoofd,
heft de sleutelbeenderen op en ondersteunt tevens de diepe
rugspieren bij de stabilisering van de wervelkolom.
De brede rugspier maakt zijwaartse bewegingen van de romp
mogelijk evenals de armbewegingen.
De grote bilspier ontspringt aan de lendenwervels en loopt
dwars over de heupen naar beneden naar het bovenbeen. Bij
zware belasting veroorzaakt hij pijn in de omgeving van het
heiligbeen.

Hoofdstuk 4

Bekken, heupen en benen
Het bekken vormt het centrale fundament van ons lichaam. Het toont een rij van bijzondere kenmerken.

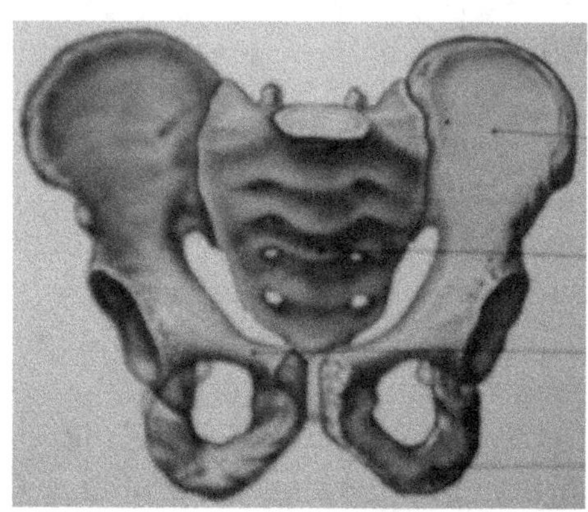

Functie en opbouw
De gesloten uit bot bestaande bekkengordel vormt de basis van de wervelkolom en verbindt de romp met de benen.
De bekkengordel is het aanknooppunt voor veel spieren en banden. Deze draagt de ingewanden van de buikholte en stabiliseert de romp bij het rechtop lopen. Vervolgens wordt de last van de ingewanden in de buikholte via de heupgewrichten overgedragen naar de benen.
Het bekken is opgebouwd uit verschillende botstukken:
- het heiligbeen
- de heupbeenderen, gevormd door het darmbeen, het zitbeen en het schaambeen.

Het heiligbeen
Het heiligbeen is een benige plaat bestaande uit 5 aan elkaar gegroeide wervels. Het zit als een sluitsteen vast in het bekken. Aan beide zijden is het met het darmbeen verbonden door de heiligbeen-darmbeengewrichten.

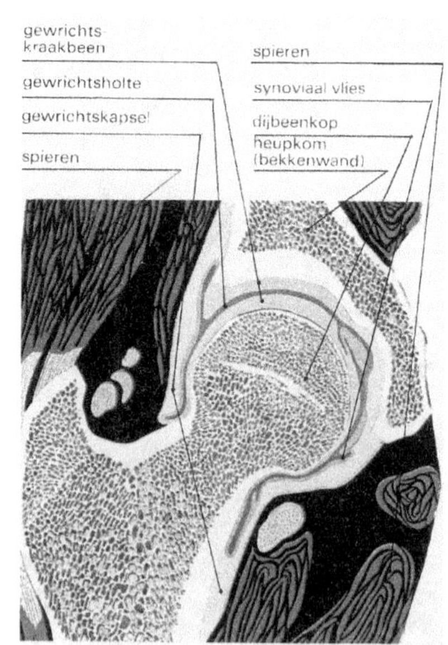

Het is nauwelijks beweegbaar en moet vooral stoten opvangen.
Sterke banden bevestigen en stabiliseren het heiligbeen. Zijn
juiste ligging beïnvloedt maatgevend de vorm van de
wervelkolom.

<u>Het heupgewricht</u>
Het heupgewricht wordt gevormd door een diepe kom op de
grens tussen het schaambeen en het zitbeen en de dijbeenkop.
De dijbeenkop is door middel van een schuin verlopend
botstuk, de dijbeenhals, verbonden met het dijbeen (1).
In de ronde band, die vanaf het midden van de dijbeenkop
loopt, zitten bloedvaten die de voeding en zuurstofvoorziening
van de dijbeenkop verzorgen.
Het heupgewricht is een kogelgewricht, maar het is veel meer
gebouwd op stevigheid dan op beweeglijkheid (net andersom
als bij het schoudergewricht).
De heup- en beenspieren zijn van groot belang voor de functie
van de wervelkolom. Krachtige beenspieren kunnen de
wervelkolom bij diverse alledaagse
bewegingen ontlasten.

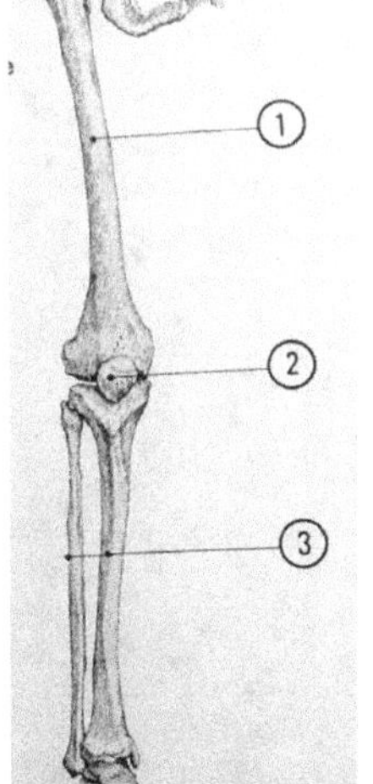

<u>Het kniegewricht</u>
Het kniegewricht (2) is een gevoelig
scharniergewricht en bestaat uit 3
deelgewrichten. Het wordt bijeengehouden
door stevige banden en kruisbanden.
De gewrichtsoppervlakken van het
kniegewricht zijn door middel van
halvemaanvormige kraakbeenschijven
(buitenmeniscus en middelste meniscus) aan
elkaar gepast.
De knieschijf vormt een los onderdeel van het
kniegewricht. Hij zit opgesloten in de
kniepees.

<u>De enkelgewrichten</u>
Het bovenste spronggewricht maakt het op en neer gaan van de tenen mogelijk . Het onderste spronggewricht dient voor de zijwaartse beweging, zoals het gaan op de buiten- en binnenkant van de voeten. Spieren en banden waarborgen weer een goed functioneren. Goede oefeningen ontlasten de gewrichten en voorkomen verwondingen.

<u>De voeten</u>
De 26 kleine beentjes, die slechts door banden, spieren en pezen bijeen gehouden worden dragen het hele lichaam. Een gezonde voet (4) raakt slechts met hiel, buitenkant, voorvoet en tenen de grond. Deze vormen een brug, die bij lopen en springen alle stoten verend opvangt. Het is begrijpelijk, dat plat-, spreid- en knikvoeten nadelig op het gehele lichaam werken.

Hoofdstuk 5

Schouders en armen

Anders dan bij het bekken kent de schoudergordel geen gesloten vaste beenderring. De beenderen zijn beweeglijk met elkaar verbonden en geven veel speelruimte.

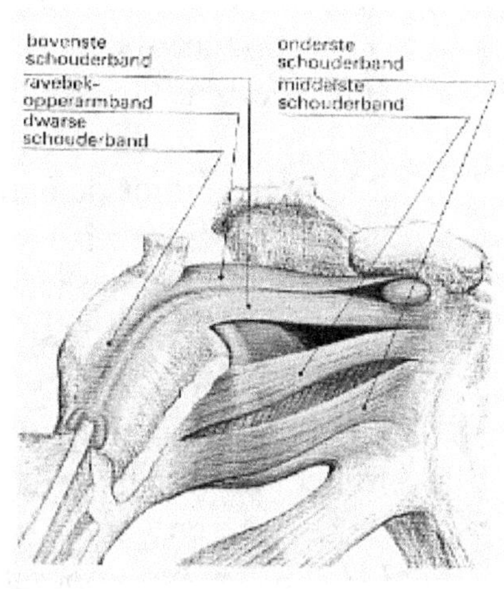

De schoudergordel en de schoudergewrichten

De schoudergordel bestaat uit twee sleutelbeenderen en twee schouderbladen. Door het <u>borstbeen-sleutelbeengewricht</u> zijn zij met de romp verbonden. Het borstbeen stabiliseert het bovenlichaam, beschermt borst- en buikholte en ondersteunt de ademhaling.

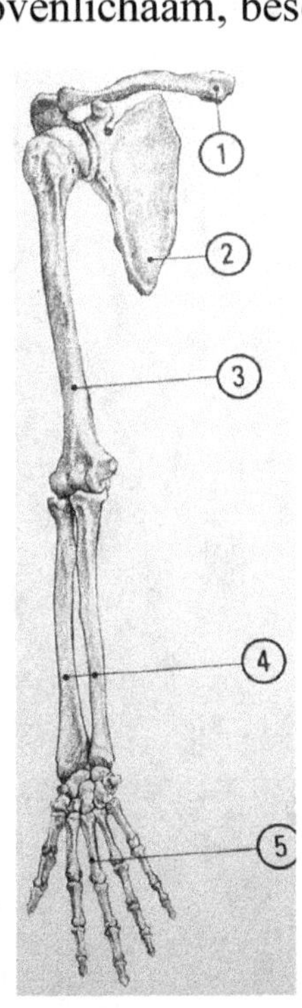

Een schouderblad is een vlak driehoekig bot. Aan de bovenkant op de uiterste hoeken liggen de gewrichtskommen. In één er van zit het sleutelbeen (1) en in het andere de ronde kop van het bovenarmbeen (3). Evenals het heupgewricht is ook het schoudergewricht een kogelgewricht en maakt bewegingen mogelijk in alle richtingen. Het wordt door spieren bijeengehouden, waardoor er makkelijk verrekkingen kunnen ontstaan. Die spieren heffen de schoudergordel, trekken de schouderbladen (2) naar binnen en stabiliseren de halswervelkolom. De grote borstspier trekt aan de voorkant de bovenarm naar de romp. Hij is verantwoordelijk voor de armbewegingen

en stabiliseert het schoudergewricht. Vaak treden hier verkortingen op. Bij gelijktijdige zwakte van de rugstrekker kan dan een ronde rug ontstaan.
 Het opperarmbeen vormt boven een <u>gewricht met het schouderblad</u>. De ronde kop van het opperarmbeen past in de ondiepe gewrichtskom van het schouderblad. De schacht heeft 2 knobbels voor de aanhechting van spieren. Het ondereinde van de opperarm is weer dikker dan de schacht en heeft naar binnen en buiten uitstekende "elleboogknobbeltjes" voor de aanhechting van de spieren.

<u>Het ellebooggewricht</u>
In het ellebooggewricht maakt het opperarmbeen contact met de beenderen van de onderarm, de ellepijp en het spaakbeen (4). Tussen het opperarmbeen en de ellepijp zit een scharniergewricht, dat alleen buigen en strekken mogelijk maakt. Aan de voorzijde van de ellepijp zit het kraaienbekuitsteeksel, dat bij buiging van de onderarm in een groeve onderaan het opperarmbeen past.

Deel 2: de Dorn-therapie

Hoofdstuk 6

Geschiedenis van de Dorn-therapie.

Dieter Dorn woonde in Allgau bij Memmingen in Zuid -
Duitsland. Daar had hij een boerderij en een zagerij. Zo'n 30
jaar geleden wilde hij op een dag een boomstam verplaatsen.
Zoals hij altijd deed bukte hij zich, greep de stam en . . . . .
kreeg een hernia. Door pijn geplaagd en onmachtig om te
werken, dacht hij plotseling terug aan een boer en genezer uit
een naburig dorp. Eens had hij om deze 80-jarige "bottenzetter"
gelachen, maar nu zocht hij de oude man op en liet zich door
hem behandelen. Hij moest zich aan een tafel vasthouden en
met zijn been zwaaien, terwijl de oude man hier en daar op zijn
wervelkolom drukte. Al na korte tijd verdween de pijn en de
volgende dag kon Dieter weer aan het werk. Zijn
nieuwsgierigheid was gewekt. Spoedig ging hij weer naar de
oude man en vroeg waar hij dit leren kon. Het antwoord was
eenvoudig: "Je hoeft het niet te leren, je kunt het al". Hij had
gemerkt, dat Dieter Dorn byzonder pienter was op dat gebied
en droeg hem op die gaven te gebruiken. Vlak daarna werd de
oude genezer ziek en stierf.
Zo moest Dieter Dorn zelf aan het werk. Zijn eerste patiënt was
zijn vrouw. Zij had al 10 jaar hevige hoofdpijn en niets had
haar tot dusver geholpen. Dorn tastte de halswervelkolom af,
masseerde wat en maakte de spieren los. Daarna speurde hij
naar ongelijkheden in de halswervelkolom. Dorn noemde het
knobbels, die er niet horen. Hij drukte er op, terwijl zijn vrouw
neen-neen schudde. De knobbel verdween en de
verschrikkelijke hoofdpijn eveneens. De tweede patiënt was
een buurman, die Ischias had. Maandenlang had hij via zijn
huisarts injecties en infrarood behandelingen gehad. Dat
verminderde de pijn wel wat, maar genezen kon de arts hem
niet. Toen drukte Dieter Dorn de verharde zitspier zacht, zette
het bekken recht en ook hier verdween de pijn na enkele uren.
Langzamerhand kwamen er steeds meer vrienden, familie,

buren en klanten, die zich op zaterdagavond op en aan de
keukentafel lieten behandelen. Toen had Dorn van de medische
achtergrond nog nauwelijks een idee. Zijn natuurlijke talenten,
zijn ongelooflijke gespeur en zijn enorme invoelingsvermogen
leidden echter tot succes.

<u>Van leek tot vakman.</u>
Met toenemende ervaring bouwde Dieter Dorn zijn kennis uit.
Met behulp van specialisten werkte hij echter tegelijkertijd aan
zijn medische kennis van de wervelkolom. Hij leerde alles over
botten en gewrichten, spieren, pezen en zenuwen. Hij zag de
anatomische samenhang en begreep waarom zijn methode niet
alleen werkzaam was op lijden, dat onmiddellijk verband hield
met de wervelkolom, maar ook bij gewrichtsproblemen,
duizeligheid, bloedcirculatie en vele andere ziekten.
Van het begin af werkte Dorn zeer openbaar, verklaarde graag
wat hij deed en gaf zijn bevindingen door. Eerst aan zijn buren
en bekenden, daarna ook aan fysiotherapeuten, vroedvrouwen,
artsen, enz. En altijd om niet.

<u>Deze geneesmethode maakt furore.</u>
Inmiddels is deze methode meer dan 25 jaar oud. Vele
duizenden mensen zijn succesvol behandeld. Dieter Dorn leidt
therapeuten op, die het geleerde aan anderen doorgeven. Hij
houdt lezingen en geeft voortgezet onderwijs. Om de twee jaar
is er in Memmingen een Dorn-wervelkolom-congres. Ook aan
de medische grondslagen is gewerkt. Inmiddels zijn er
verschillende vakboeken over de Dorn-therapie verschenen en
is het een erkende methode in de alternatieve geneeskunde.
In de reguliere geneeskunde zou hij echter geenszins misstaan
en vele mensen hulp kunnen bieden voor problemen, waar nu
geen enkele oplossing voor is. En denk eens aan de besparingen
die het zou kunnen opleveren in de gezondheidszorg!

Hoofdstuk 7

<u>De behandeling: een kort overzicht</u>

Dit hoofdstuk geeft een kort overzicht hoe een typische Dorn behandeling eruit ziet. In de volgende hoofdstukken worden de verschillende onderdelen nader uitgelegd.

1. Benen, die niet even lang zijn.(hfdst. 8)
2. De gevolgen van ongelijke beenlengtes.(hfdst.9)
3. De oorzaken opheffen (hfdst. 10)
4. De praktijk.(hfdst. 11)
   Controle van de beenlengtes. Correctie van de enkel-, knie- en heupgewrichten.
5. Controle van bekken en heiligbeen. (hfdst 12)
6. Controle wervelkolom tot borstwervel Th8. (hfdst 13)
7. Controle wervelkolom van borstwervel Th7 – Th1. (hfdst 14)
8. Controle schouders, armen, hoofd en halswervels C7 en C1. (hfdst 15)
9. Zelfcorrectie en oefeningen. (hfdst. 16).

Na een **<u>gevaarloze</u>** behandeling dient men oefeningen te doen om te zorgen dat de spieren en banden steviger worden en er geen terugval optreedt. Deze oefeningen staan in hoofdstuk 16.

De Dorn-therapie biedt ook een aantal zelfcorrectieoefeningen. Bij terugval - bijvoorbeeld door een verkeerde houding – kan men zo zelf aan zijn herstel werken. Ook deze staan in hoofdstuk 16.

Het kan zijn dat de spieren nogal vast zitten. Voor dat geval is er een speciale massage die in hoofdstuk 17 wordt beschreven. In sommige gevallen kan deze een deel van de behandeling vervangen.

Hoofdstuk 8

Benen die niet even lang zijn

De mening volgens de Dorn-methode

Volgens de Dorn-methode is het van cruciaal belang, dat de benen even lang zijn. De benen zijn de basis, daarop rust het lichaam. Als de basis niet goed is, wordt het evenwicht verbroken. Dit is de oorzaak van veel lijden en niet alleen van rugpijn.
Het is moeilijk de beenlengte precies te meten, maar het lengteonderscheid is met een eenvoudige handgreep vast te stellen en ook eenvoudig te corrigeren.

Oorzaken van veel rugproblemen
Vier van de vijf patiënten, die een fysiotherapeut bezoeken hebben benen met een verschillende lengte. De lengte varieert meestal van enkele millimeters tot drie à vier centimeter. De meeste mensen zijn het zich niet bewust. Zolang men er niet duidelijk naar loopt, denkt men daar niet aan. Bij de Dorn-methode gaat men er van uit, dat dit de oorzaak is van veel klachten.

Uitzondering: de scheef gegroeiden
In enkele gevallen zijn er anatomische oorzaken voor verschillende beenlengten, zoals groeistoringen, scheef gegroeide botten na breuken door ongevallen, operaties of reacties door ontstekingen (bijv. Bij artrose in voet-, knie-, of heupgewricht).
Meestal zijn de oorzaken simpeler. Op een röntgenfoto kun je zien, dat de botten even lang zijn. Vaak zijn de verbindingen van de grote beengewrichten niet goed. Het ene been hangt losser in de heup, dan het andere. Dat kan ook het geval zijn bij

de knie of de enkel. Die losse verbinding merkt de patiënt niet;
alleen is het ene been meetbaar langer dan het andere.

Gesubluxeerde gewrichten

In vaktermen noemt men zo'n los gewricht gesubluxeerd. Dit
begrip komt uit het Latijn. Sub is onder en luxare is verrekken.
De gewrichtsvlakken zijn tegen elkaar verschoven en bijna
verrekt. De botuiteinden worden uit elkaar getrokken en de
gewrichtspleet vergroot, maar de gewrichtsvlakken blijven met
elkaar in contact. Met uitzondering van zware gevallen blijft
het gewricht dan functioneren. Spieren en banden houden ze
samen en men merkt verder niets.
Ieder gewricht kan in wezen subluxeren maar het komt het
meest bij het heup-, knie- en enkelgewricht voor. Dit kan dus
leiden tot verschil in beenlengte .

Waarom gewrichten subluxeren

Een gewrichtsubluxatie ontstaat langzamerhand. Bijna alle
baby's komen met even lange benen ter wereld. Doch na enkele
jaren is dat beeld veranderd. Artsen zien schade door een
verkeerde houding bij kinderen en sportleraren hebben
problemen met ongecoördineerde kinderen. Therapeuten
constateren ongelijke benen. Als deze kinderen niet behandeld
worden dreigt hen als volwassenen veel lijden. Lijden dat te
vermijden geweest was. Veel kleine houdings- en
bewegingsfouten belasten de gewrichten of hevelen zelfs de
gewrichtskop uit de gewrichtskom.
Daarom kun je zeggen, dat iedere beweging, die de botten in de
gewrichten in een spitse hoek brengen, het gewricht belasten.
Te zwakke spieren en overstrekte of verslapte banden doen de
rest. Zij kunnen de gewrichten nauwelijks meer stabiliseren.

<u>Houdingen en omstandigheden, die tot subluxatie kunnen leiden</u>

Gewricht	**Houding**
Heupgewricht	diep zitten, bijv. In zachte, lage stoelen
	in een auto zitten met over elkaar geslagen benen
	bukken of buigen met doorgedrukte knieën
	bepaalde strekoefeningen
	vallen of heftig stoten
kniegewricht	te hoge belasting,
	zitten op de hielen
	bepaalde strekoefeningen en draaibewegingen
	vallen of flink stoten
Enkelgewricht	omknikken van de voet
	voeten om de stoelpoten slingeren
	bepaalde strekoefeningen
	vallen of flink stoten.

Hoofdstuk 9

De gevolgen van ongelijke beenlengtes

Scheef bekken – kromme rug

Nu kun je denken, dat een gesubluxeerd gewricht niet erg is zolang het maar functioneert. Maar dat is even kortzichtig als verkeerd gedacht. De benen dragen het bekken, het bekken vormt de basis voor de wervelkolom, daar boven op zit het hoofd en de spieren verbinden deze constructie op een bijzondere manier met elkaar. Als de benen niet even lang zijn, staat het bekken niet meer recht, maar scheef. Het langere been drukt een kant van het bekken omhoog en zo komt ook het heiligbeen scheef te staan. De lendenwervelkolom compenseert dit, zodat die naar de tegenovergestelde kant gaat uitwijken. In het ongunstigste geval maken de borstwervels ook nog een tegenbocht. Dit kan zich tot in de halswervels doorzetten.

Aanwijzingen voor een bekkenscheefstand:
-lang staan op beide benen is moeilijk, daarom is er een
 voortdurend wisselen van standbeen;
-bewegingsbeperkingen bij het lopen;
-pijn bij het liggen;
-rugpijn vooral in de lendenen;
-problemen met de heup bij het verlengde been of in het
 kniegewricht bij het korte been.

Pijn bij het heiligbeen en in de knie

Naast de belasting van de wervelkolom wordt ook het bekken in de problemen betrokken. Door de grote spanning kantelt het vroeg of laat en het heiligbeen verandert zijn positie. Het subluxeert. Het bovenste deel kantelt naar voren in de buikruimte. Het onderste deel gaat naar achter. Dat ontlast weliswaar het bekken, maar het leidt tot andere problemen.

Veel Ischiasproblemen komen voort uit een scheefstaand heiligbeen. In enkele gevallen kantelt daardoor het bekken. Ongelijke lengte van de benen verandert niet alleen de stand van het lichaam, het bevordert ook het ontstaan van artrose. Aan de kant van het langste been wordt de heup extra zwaar belast en bij het kortere been de knie. Pijn komt vaak eerst na vele jaren en de eigenlijke oorzaken: de benen, die niet even lang zijn en bekkenscheefstand blijven onbekend.

Uitwerkingen op het hele lichaam

Als de wervels niet meer goed staan, kan dit vele gevolgen hebben.

Problemen in de wervelkolom en spieren van de romp	**mogelijke uitwerking**
-verkromming van de wervelkolom	skoliose, verkeerde houding
-ongelijke belasting van de tussenwervelschijven	beschadiging van de tussenwervelschijven
-de diepe rugspieren worden te zwaar belast om de wervelkolom recht te houden	pijn in de rug , spanning om het hart
-de gespannen spieren trekken aan de werveluitsteeksels en kunnen de plaats van een wervel veranderen, ook van de halswervels en kaakgewrichten	allerlei soorten pijn, migraine, verkeerde stand van de wervels en blokkaden in functies

-de oppervlakkige rugspieren en de buikspieren moeten zich in de nieuwe onsymmetrische situatie aanpassen	verkrampte schouders
-het heiligbeen verandert onder deze belasting en subluxeert	problemen in het bekken. Pijn in lendenen en bij het zitten
problemen in de gewrichten -het heupgewricht wordt bijzonder belast	heupgewrichtartrose
-het korte been draagt meer als de helft van het lichaamsgewicht en wordt bijzonder belast	pijn in de knie en artrose in de knie
zenuwen en organen -de bij de tussenwervelgaten naar buiten komende zenuwen kunnen in hun functie belemmerd worden	beperking van de orgaanfuncties, doof gevoel in armen en benen
-de ischiaszenuw raakt beklemd	ischiasproblemen

Hoofdstuk 10

De oorzaken opheffen

Met de Dorn-methode wordt eerst het langste been korter gemaakt en dus niet het kortere langer door bijv. een dikkere zool onder één schoen.
Daarmee onderscheidt deze methode zich wezenlijk van alle andere methoden.

De behandeling met de Dorn-methode begint altijd met het langste been en er wordt gewerkt van onder naar boven. Eerst wordt de enkel behandeld, daarna de knie en tenslotte het heupgewricht. Om zeker te zijn, dat alle gewrichten in de juiste positie staan, worden steeds beide benen gecorrigeerd. Daarna komt het bekken aan de beurt en tenslotte de wervels.

Wat je moet weten

De Dorn-methode is een eenvoudig aan te leren en te gebruiken vorm van zachte manuele therapie. Gewrichten en wervels kunnen **gevaarloos** en op de millimeter nauwkeurig weer in de juiste positie gebracht worden.
Actieve medewerking van de patiënt is hiervoor noodzakelijk. Door beweging van een been, een arm of het hoofd wordt n.l. bij het goed zetten van een wervel de spierbescherming omzeild en kan deze met zachte druk weer op zijn plaats gebracht worden. En dit alles zonder bijverschijnselen! Dit gebeurt door een pendelbeweging met het tegenovergestelde been, de tegenovergestelde arm of neen-neen schudden van het hoofd.
Deze beweging maakt allereerst de spieren los. Tegelijkertijd echter, als een been of arm de achterste stand bereikt heeft, spannen de spieren zich en voorkomen een doorschuiven van de wervels. Verder voordeel is, dat door de duimendruk blokkaden in het weefsel (kleine knobbels of

huidveranderingen) worden opgeheven. Deze garanderen
meestal dat de pijn weg is. Het kan wat pijn doen, maar als de
duimen weg zijn is ook de pijn weg.
Door deze methode worden lichamelijke blokkaden opgelost.
De patiënt krijgt zo weer de mogelijkheid om zichzelf te zijn.

<u>Grondvoorwaarden</u>:
Actieve medewerking van de patiënt en de noodzakelijke
fijngevoeligheid + concentratie van de therapeut.

<u>De zelfverantwoordelijkheid van de patiënt</u>

 Tot de zelfverantwoordelijkheid van de patiënt behoren:
-Dagelijks zelfhulpoefeningen om het lichaam te activeren en
 te stabiliseren;
-Bij het zitten: de voeten naast elkaar op de grond en niet over
 elkaar;
-Zitten met een rechte rug, niet hol of bol dus;
-Ga tegenover een gesprekspartner zitten, zo worden
 verdraaiingen vermeden;
-Veel drinken: water, vruchtensap of thee, geen koffie of cola;
-Bij het zwemmen: afwisselend hoofd boven en onder water
 houden; Niet teveel met het hoofd draaien;
-Om de nek te ontlasten is een goed nekkussen belangrijk. Zo
 wordt de wervelkolom gestabiliseerd en verkeerde
 spanningen vermeden;
-Na lang autorijden staande zelfhulpoefeningen toepassen om
 scheefstand van het bekken te voorkomen;
-Met een rechte rug gaan liggen en via de zijkant opstaan;
-Bukken: door de knieën en recht voor het voorwerp draaien.

Het **drinken** is bij en na een Dorn-behandeling zeer belangrijk
om de nieren niet te zwaar te belasten met de vrij gekomen
afvalstoffen.

Na de eerste behandeling kan er omschakelingspijn optreden.
Dit wordt na een of twee behandelingen beter. Eerst treedt
merkbare verbetering op, daarna gaat het langzamer. Spontaan
komen soms er achter liggende problemen naar voren.

<u>Eventuele hulpmiddelen</u>:
massagetafel, kruk, massageolie, plank of telefoonboek.

Hoofdstuk 11

De praktijk.

Controle van de beenlengte

Eerst moet de beenlengte gecontroleerd worden.
De patiënt gaat ontspannen op zijn rug **liggen** op een harde ondergrond met schoenen aan. De therapeut stelt zich aan het voeteneinde op en brengt met een halve kring naar buiten zijn benen bijna loodrecht naar boven. Als de

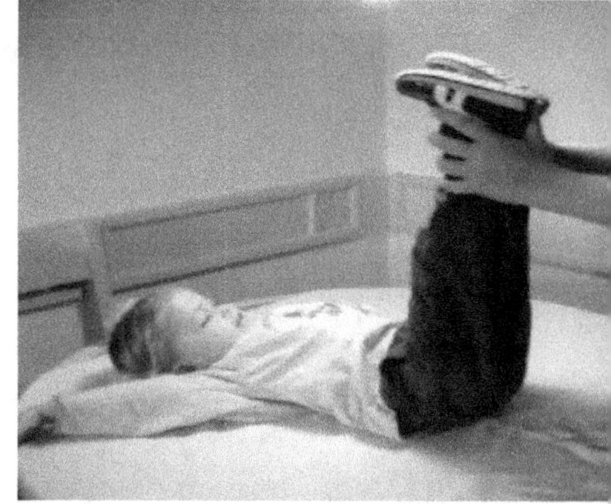

therapeut nu tussen de benen het gezicht van de patiënt kan zien met daarbij zijn neus als middelpunt, is het verschil in lengte voor patiënt en therapeut duidelijk te zien. Als een voetzool wat meer naar voren staat, dan wijst dat op problemen met het heiligbeen. Voordeel van deze methode is, dat de patiënt het verschil meteen ziet. Vaak zal hij verrast zijn en spontaan meewerken aan verdere behandeling.

De controle kan ook met blote voeten.
Nu omvat de therapeut met middel- en ringvinger de achillespees, de duimen komen dan in de voetholte tegen de hiel te liggen. De hoogte van het heffen van de voeten hangt af van de mogelijkheid van de patiënt.

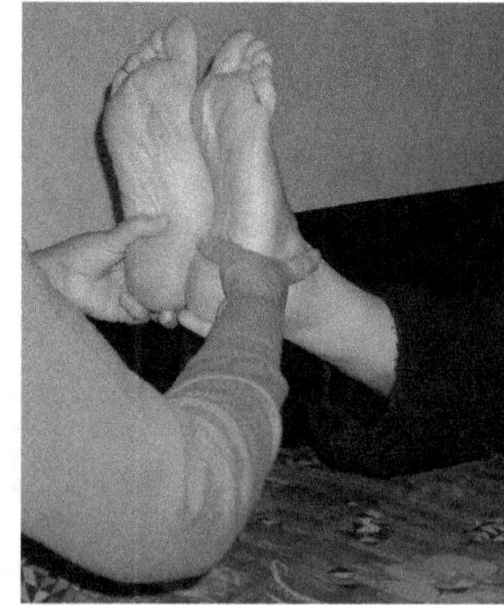

<u>De correctie van de gewrichten</u>
Na de meting volgt de correctie. Er
moet altijd gecorrigeerd worden, dus
ook als de benen gelijk zijn.
Begonnen wordt met het langste been,
tenzij ze gelijk zijn.
Het gewricht wordt in de 90 graden
positie gesteld, aan weerskanten vast
gehouden en onder lichte druk

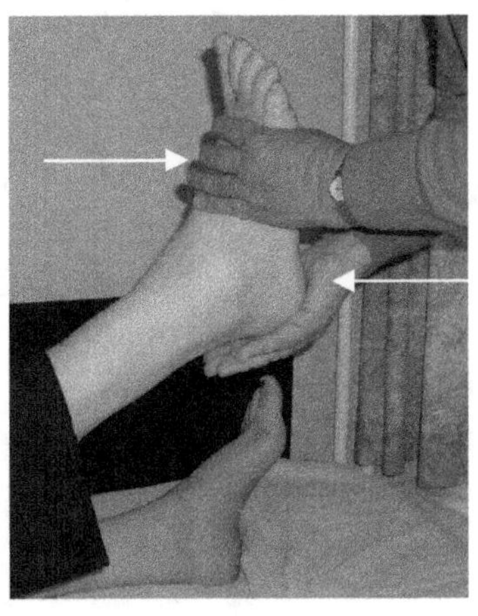

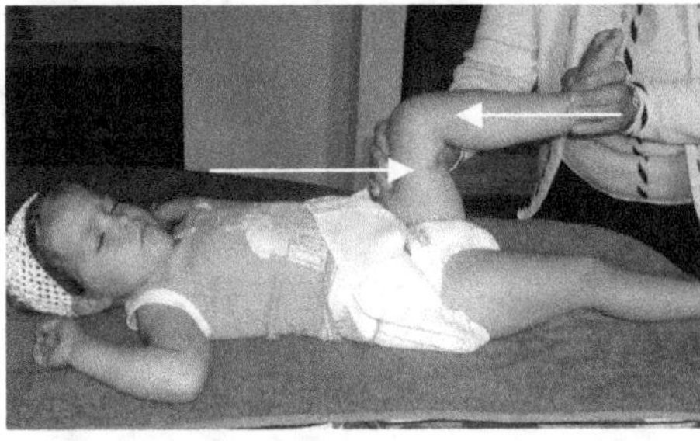

gestrekt. De patiënt houdt
zich daarbij slap. Altijd
wordt gewerkt van onder
naar boven. Eerst de enkel,
dan de knie en tenslotte de
heup. De gewrichtscorrectie is dus heel eenvoudig. Niet de
kracht is hierbij van belang, maar de juiste positie van de
handen, die het gewricht in elkaar schuiven. Er moet een
hevelwerking ontstaan. Op deze wijze worden de enkels, de
knieën en de heupen gecorrigeerd.
In hoofdstuk 14 staan oefeningen beschreven voor
zelfcorrectie.

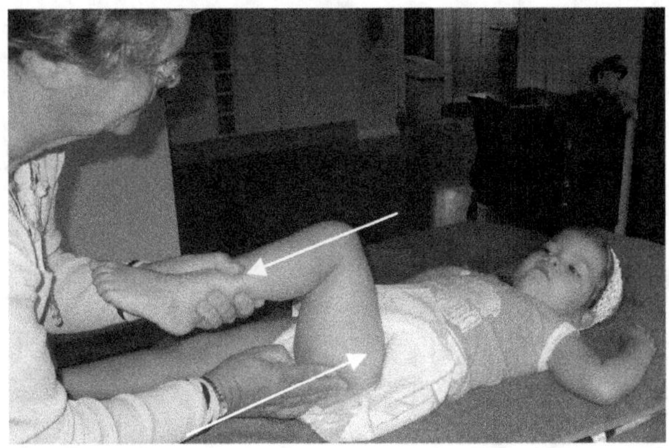

Als een been nog langer is, kun je het nogmaals proberen door het langste been iets naar buiten te draaien in een rechte hoek en het dan met de hevelgreep neer te leggen. Dit mag niet met kunstheupen worden toegepast. In veel gevallen ligt het verschil in beenlengte in een scoliose of in een blokkade door een verkeerde stand van het heiligbeen.
Bij knieproblemen zal men straks op lendenwervel 3 moeten letten.

Hoofdstuk 12

Controle en evt. correctie van het bekken en heiligbeen

De patiënt mag nu ontspannen, licht gebogen aan een tafel gaan staan. De voeten een voetbreed uit elkaar.

Controle van het bekken.

Het bekken lijkt een vaste stabiele ring, maar het kan verdraaien of kantelen. Het heiligbeen-darmbeengewricht verbindt het heiligbeen aan beide zijden met de darmbeenderen, die aan de voorzijde door de schaambeenvoeg met elkaar verbonden zijn. De beide gewrichten en de kraakbeenachtige voeg laten een geringe beweging toe. Het bekken kan daarom verdraaien of kantelen.

Het onderzoek.

De patiënt gaat ontspannen, licht gebogen staan en zoekt steun aan een tafel of wand. De voeten voetbreed uit elkaar. Na de patiënt met massageolie te hebben ingesmeerd tast de therapeut met beide duimen vanaf de zijkant langs de bekkenkam tot aan de kuiltjes onder in de rug. De duim, die dan het meest zichtbaar is, laat zien aan welke kant het probleem zit. Bij twijfel kunnen beide zijden behandeld worden. Soms is röntgenonderzoek nodig vanaf de zijkant om verschuiving van het heiligbeen te herkennen.

Hoe ontstaat een verdraaiing?

Bij "verkeerd" bukken wijkt het bekken naar de tegenovergestelde kant uit. Daarbij kan het bij het heiligbeengewricht kantelen. Bij rechtshandigen verdraait het bekken naar links achter en bij linkshandigen naar rechts achter. Dat komt omdat men steeds een hand gebruikt en daarmee het bekken eenzijdig belast. Bij een verdraaiing liggen

de heupen niet op gelijke hoogte. Dat kun je voelen bij de achterste darmbeenuitsteeksels.
Mogelijk is ook, dat een heup meer naar achter draait. Dan is het bekken eenzijdig naar achter gekanteld.

De correctie
De correctie gebeurt tijdens het pendelen (licht naar voren en achteren zwaaien) van het tegenovergestelde been. De therapeut gaat naast het standbeen staan, zodat hij met zijn heup het standbeen van de patiënt steunt. Dan omvat hij met zijn hand het bekken en steunt het heupbeen van het zwaaiende been. Zo stabiliseert hij de patiënt. De therapeut drukt met zijn handpalm of vuist als het been achter is op het heupbeen, terwijl de patiënt dan uitademt. Dit 8 tot 10 maal herhalen. Bij gehandicapte patiënten kan de behandeling in buikligging plaats vinden. De therapeut drukt dan met zijn handpalm

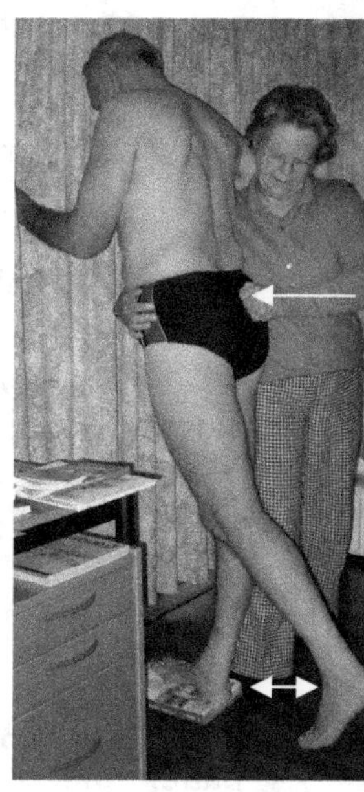

op het verschoven gewricht, terwijl hij met de andere hand het gestrekte been aan de andere zijde heft. Hierbij moeten beiden uitademen. Dit 8 tot 10 maal herhalen.

<u>Een gekanteld bekken</u>
Een gekanteld bekken ontstaat door verkeerd opstaan of verkeerd bezig zijn. Men staat dan op met een holle onderrug. Zo'n kanteling komt voor bij slecht ontwikkelde heup- of zitspieren. Of als de wervelkolom te bewegelijk geworden is na een hernia operatie. Corrigeren kan men op de zelfde wijze doen als bij een verdraaiing.

<u>Het verschoven heiligbeen.</u>

Het heiligbeen en het staartbeen behoren tot de wervelkolom.
De heiligbeenwervels vormen een massieve beenderplaat, die
als een stabiele driehoek in het bekken is verankerd en tussen
de beweeglijke wervelkolom en de kraakbeenachtige
bekkenring zijn functie heeft.
Rechts en links is het heiligbeen door gewrichten met de
darmbeenderen verbonden. Aan de bovenkant zit de 5[e]
lendenwervel en aan de onderkant het stuitbeen of staartbeen.
Het heiligbeen is dus aan 4 zijden door gewrichten met andere
beenderen verbonden. Dat kan problemen geven, want de
positie van het heiligbeen beïnvloedt heel de wervelkolom.
Met enige oefening kun je het heiligbeen goed voelen. Zijn
bovenkant ligt tussen de 2 kuiltjes onder in de rug.
Asymmetrisch en vooruitstekende kraakbeenachtige structuren
duiden op scheefstand. Meestal gaat het om een blokkering. Bij
een ongunstige belasting met een bekkenscheefstand als gevolg
van ongelijke benen, wijkt het heiligbeen uit en springt bij een
van de heiligbeengewrichten naar binnen of naar buiten. De
spanningen lossen zich vroeg of laat op en de bovenkant van
het heiligbeen vormt weer een bijna juist opbouwvlakje voor de
lendenwervels. Een kant van het heiligbeen is dan echter naar
buiten of naar binnen verschoven. Het stuitbeen verandert
zelden van positie.

De correctie.
Er zijn 2 mogelijkheden voor correctie:
1. de correctie gebeurt indirect via de bekkenrand. De patiënt
   zwaait met het tegenovergestelde been en de therapeut drukt
   met zijn vlakke hand de naar achter gerichte kant naar voren.
   De tegendruk komt van de andere hand, die van voren op de
   bekkenkam licht naar achter drukt.
2.de correctie kan ook plaats vinden door middel van druk met

de vlakke vuist op het heiligbeen richting buik tijdens het
pendelen van het tegenovergestelde been.

<u>Een spieropbouwprogramma</u>.

Om de gewrichten op zijn plaats te houden moeten de spieren
geoefend worden, anders bestaat het gevaar, dat de beenderen
weer spoedig in hun oude positie schuiven. Een
spieropbouwprogramma is belangrijk, daar tijdens een
verkeerde stand de spieren in de omgeving van de heupen
verkort zijn en in kracht afnemen. Met oefeningen wordt dit
bijgestuurd en komt de spierstofwisseling weer op gang.
Overdrijf in het begin niet, maar bouw de oefeningen langzaam
op. Bij heupartrose kan lichte pijn ontstaan. Als de pijn erger
wordt kunt u beter een dokter raadplegen.
Voor oefeningen zie hoofdstuk 16.

Hoofdstuk 13

Controle en evt. correctie van de wervelkolom van staartbeen tot borstwervel Th8

Het onderzoek van de wervelkolom
Zodra de benen even lang zijn en het bekken goed staat, komt
de wervelkolom aan de beurt.

Het vaststellen van afwijkingen
Grote problemen ziet een ieder al op een afstand van l of 2
meter. Als een wervel niet goed staat is dat te voelen. Daarvoor
moet de patiënt met de voeten iets uit elkaar staan en licht
voorover met de handen op een tafel leunen.
De therapeut smeert de rug nu eerst even in met wat
massageolie om het wat makkelijker te maken en begint dan bij
de overgang van het heiligbeen naar de lendenwervels. Hij
zoekt naar de punt van het onderste doornuitsteeksel. Daar legt
hij aan beide kanten een duim en drukt die in het lichaam en
glijdt daarmee op gelijke hoogte naar boven tot en met de 7^e
halswervel en van boven naar onder langs de doornuitsteeksels.
Tussen die duimen is ieder doornuitsteeksel te voelen. Hoe
zachter de spieren, hoe beter het
gaat. Zo ontstaat er een **loodlijn
of diagnosestreep** op de huid en
kun je voelen en zien of er
afwijkingen zijn.
Weefselverharding en rimpels
kunnen de oorzaak zijn van naar
binnen verschoven
wervellichamen. Ook
moedervlekken en
huidveranderingen kunnen door
een scheef staande wervel
ontstaan. Dit komt dan door een

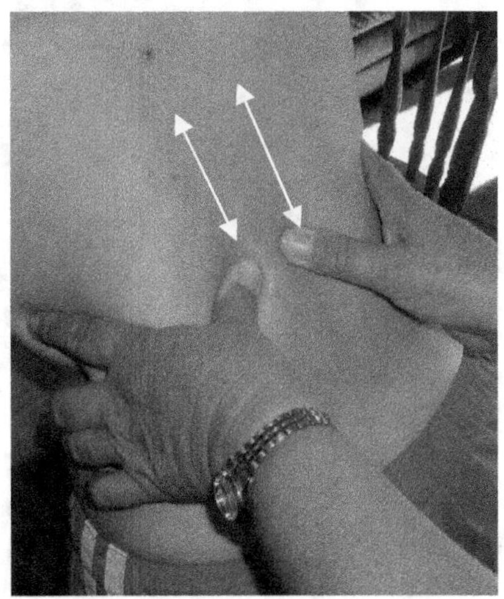

slechte doorstroming van de voedingstoffen in dit gebied. Als
de patiënt pijn ondervindt bij het drukken langs de wervels, dan
is de wervel in die richting verschoven.
Maar let op: Wat er als een verschoven wervel uitziet kan ook
een verharde spier zijn of een wervel, die wat groter is. Daarom
eerst een loodlijn trekken en precies voelen. Deze techniek
heeft zijn nut bewezen. Gevoeld wordt met 2 geopende handen
met de duimen, die tegen de doornuitsteeksels aanliggen. De
duimen drukken licht in het weefsel, maar vooral naar elkaar
toe richting doornuitsteeksels. Als men zo langs de
wervelkolom gaat, kun je niet slechts zijwaartse afwijkingen
voelen, maar ook naar voren komende herkennen.

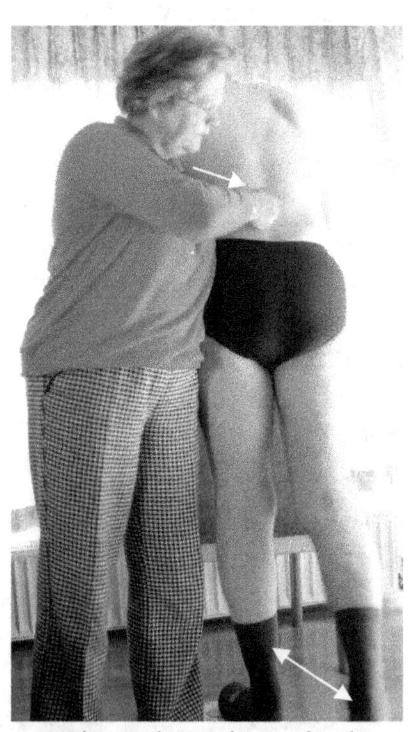

<u>De behandeling</u>
Het principe is, dat de
verschoven wervel gedurende
een voor en achterwaarts
zwaaien (pendelbeweging) van
het aan de andere kant zittende
been terugschuift. De beweging
van het been moet vanuit de
heup komen en zo krachtig, dat
alle spieren en wervellichamen
in dit gebied zich bewegen. De
therapeut legt zijn duimen in een
hoek van 45 graden tegen het
doornuitsteeksel en drukt kort 3
tot 4 maal terwijl het tegenover
zittende been achterwaarts
zwaait en de patiënt uitademt. De spierbeweging en
aanspanning van de spieren voorkomen dat de wervel
doorschiet naar de andere kant. Zie foto.
Tot de 8^e borstwervel behandelt men de patiënt meestal
staande. Daarna zittend.

Waarmee kunnen afwijkingen verband houden?

Het staartbeen.
Mensen, bij wie het staartbeen of stuitje niet goed staat hebben
vaak last van pijn bij het zitten, aambeien of jeuk. Ook staat
men niet lekker. Er kunnen ook gevoelstoringen in de benen
optreden, die vaak met hernia in verband gebracht worden.
Omdat hier veel oppervlakkige huidzenuwen lopen, kan het bij
een verschuiving van het staartbeen tot licht uitstralende
irritaties komen. Bij een verschuiving van het heiligbeen naar
achter kan het voor komen, dat aan de andere kant het
staartbeen ook te ver naar achteren staat.

Het heiligbeen.
Als het heiligbeen niet goed staat kan dit pijn in de benen en
voeten of onderlijf veroorzaken of een chronische verstopping.
Ook hier kan men veel baat bij de Dorn-methode hebben, daar
een vrij gewricht in verbinding met een weer goed gezette
wervel de ischiaszenuw ontlast. Maar voorzichtig.
Ischiaspijnen zijn vaak heftig en het is daarom raadzaam eerst
de omgeving iets los te masseren.

De lendenwervels (L5 –L 1)
Als de 5^e lendenwervel niet goed staat, dan treden vaak
doorbloedingstoringen op aan de onderbenen en voeten, koude
voeten of kuitkrampen of opgezwollen benen en voeten. Als de
wervel weer op zijn plaats staat verdwijnen deze klachten vaak.
Bij verschuiving van de 4^e lendenwervel komt de ischiaszenuw
vaak in de knel en treedt hernia op. Pijnlijke zitspieren eerst
met Johannesolie of iets dergelijks insmeren. Ook
prostaatproblemen en vaak urineren kunnen hier soms opgelost
worden.
Bij verschuiving van de 3^e lendenwervel kunnen
zwangerschapstoringen en overgangsproblemen optreden. Bij

zwangeren voorzichtig zijn. Bij vrouwen is deze wervel vaak naar binnen geschoven en kan zo chronische problemen veroorzaken. Voorts kunnen er blaas- en knieproblemen zijn. Bij verschuiving van de 2^e lendenwervel kan kramp voor komen en blindedarm-problemen. Bij een acute aanval zal de patiënt echter direct naar het ziekenhuis moeten. Ook buikkrampen en teveel maagzuur kunnen hier een oorzaak vinden.

Bij verschuiving van de 1^e lendenwervel treden soms darmproblemen op zoals darmdoorbloedingen, verstopping, darmtraagheid of diarree.

Van de 12e – 8e borstwervel (Th 12 –Th 8)

Verschuivingen van de 12e borstwervel kunnen leiden tot dunne darmproblemen, opgeblazenheid, reumatische ziekten, groeistoringen en onvruchtbaarheid.

Verschuivingen van de 11e borstwervel kunnen leiden tot pukkels, acné, steenpuisten of schubben, rode of zwarte vlekken. Ook haaruitval of verteringsproblemen kunnen hiermee in verband staan.

Verschuivingen van de 10e borstwervel kunnen leiden tot nierproblemen, aderverkalking of chronische vermoeidheid.

Verschuivingen van de 9e borstwervel zijn soms zichtbaar op de huid, bijv. door netelroos. Deze wervel is van invloed op de pijngevoeligheid, omdat hij verbonden is met de cortisonwerking in de bijnieren. Als de wervel weer goed staat kan vaak na 14 dagen weer een normale hormoonvorming gezien worden en stijgt de pijngrens. Bij **fibromyalgiepatiënten** kan hier veel bereikt worden na 3 – 5 behandelingen (1 per week).

Verschuivingen van de 8^e borstwervel kunnen van invloed zijn op het functioneren van de milt en een daaruit voortkomende afweerzwakte in het immuunsysteem. De milt is het grootste lymforgaan en het belangrijkste immuunorgaan, daar wordt het bloed gefilterd en verouderde rode bloedlichaampjes afgezonderd.

<u>Hoe kun je de 8^e borstwervel vinden?</u>

1^e. De 12^e borstwervel vind je door met je handen langs de onderste ribben te gaan en van daaruit naar boven en dan af te tellen om de 8^e te vinden.

2^e. De 6^e of 7^e wervel ligt ter hoogte van de onderste punten van de schouderbladen. Bij vrouwen zit hier vaak de bh.

Hoofdstuk 14

<u>Controle en evt. correctie van de borstwervelkolom van Th 7 – Th 1</u>

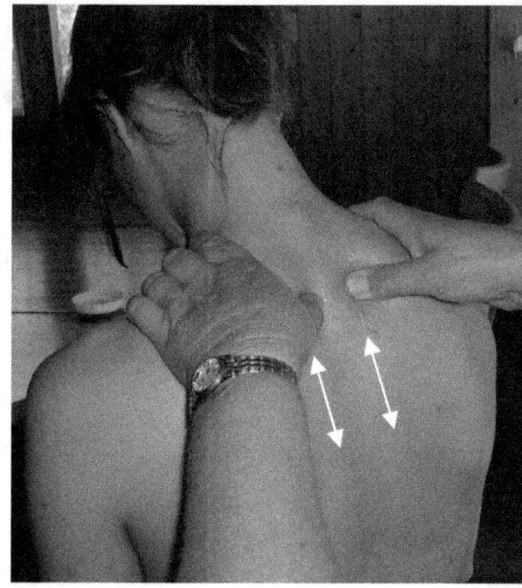

Het onderzoek gaat op dezelfde manier als bij de voorgaande wervels, maar nu zit de patiënt op een kruk. Ook deze wervels eerst met olie insmeren en dan met de duimen van onder naar boven en omgekeerd langs de doornuitsteeksels gaan, daarbij aan de zijkanten van de doornuitsteeksels voelen of alles goed staat. Ook hier is de diagnosestreep nuttig. Verder moet de therapeut op moedervlekken, weefselverharding, vouwen en drukpijn letten.

<u>De behandeling</u>

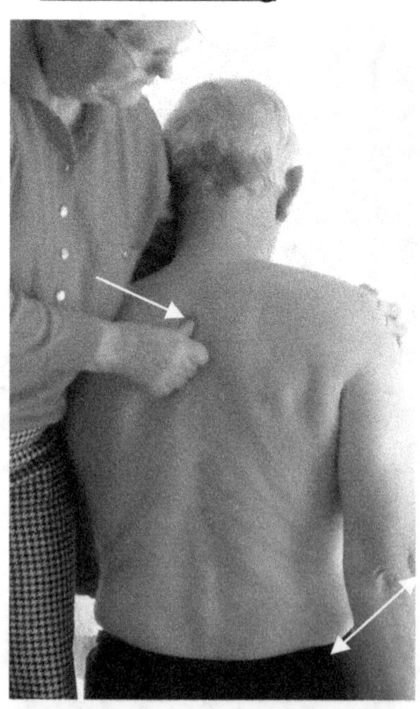

Belangrijk is, dat de arm tegenover de therapeut vrij voor- en achterwaarts kan zwaaien. Verder is de behandeling gelijk.
De therapeut gaat naast de patiënt staan en stabiliseert deze met zijn heup aan de kant waarheen de wervel verschoven is. De patiënt kijkt recht voor zich. De therapeut omvat de schouder van de tegenover gestelde arm (voor tegendruk van de duim) en drukt met zijn duim in de 45 graden hoek tegen het doornuitsteeksel. Bij verschuivingen

naar rechts wordt de wervel naar links gedrukt en bij
verschuivingen naar links naar rechts, terwijl de patiënt met de
tegenovergestelde arm pendelt. Uitademen bij het naar achter
zwaaien. Dit 8 – 10 maal herhalen. Daarna controleren of alles
goed staat en eventueel herhalen. Er kan niets mis gaan, omdat
tijdens het zwaaien de spieren het gewricht ruimte geven en
daarna weer beschermen.

Als de 7^e halswervel niet goed
staat treedt er vaak een knobbel
op de rug op, de zogenaamde
weduweknobbel. Deze behandelt
men door de patiënt achterover
te laten leunen, terwijl de
therapeut een vlakke hand op de
knobbel legt en met de andere de
borst stabiliseert. De patiënt
zwaait nu met beide armen flink
voor en achterwaarts.

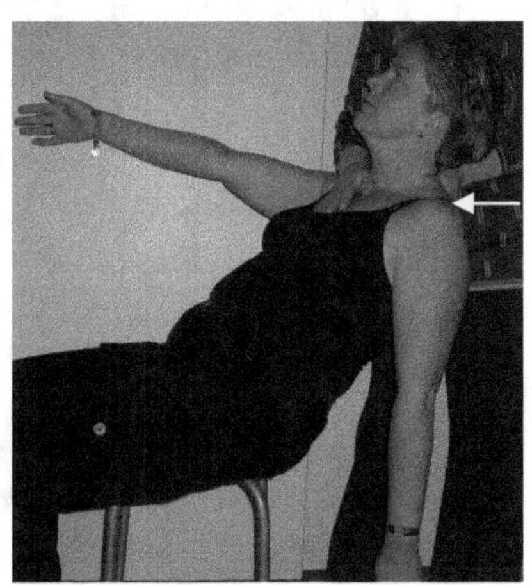

<u>Waarmee kunnen afwijkingen verband houden?</u>
Als de 7^e <u>borstwervel</u> niet goed staat kan er vitaminegebrek
en/of een zwaktegevoel optreden. Bovendien komen dan vaker
zweren aan de twaalfvingerige darm voor of problemen met de
maag of slokdarm. Vrouwen hebben hier vaak verschuivingen
of naar binnen geschoven wervels. Een oorzaak kan zijn een te
strakke bh. De sluiting zit vaak op het doornuitsteeksel.
Als de 6^e <u>borstwervel</u> niet goed staat komen er eveneens vaak
maagproblemen voor evenals verstopping, zuurbranden en
voorts suikerziekte.
Als de 5^e <u>borstwervel</u> niet goed staat is er soms sprake van
leverstoringen, lage bloeddruk, bloedarmoede, vermoeidheid,
bloedsomloopproblemen, artritis of gordelroos. Deze drukt dan
zwakte uit in deze omgeving.
In het bijzonder kunnen **MS-patiënten** hier geholpen worden
door het opheffen van een matheidgevoel.

Als de 4e borstwervel niet goed staat kan dit tot gevolg hebben hoofdpijn aan één kant, problemen met de galblaas en geelzucht.

Als de 3e borstwervel niet goed staat kan dit verband houden met bronchitis, pleuritis, longontsteking, ademproblemen, astma, hoesten of griep.

Deze wervel wil nog wel eens naar binnen schuiven. Met een massagebehandeling is hier veel te bereiken. Er komen dan wel veel gifstoffen vrij, zodat de patiënt nog meer moet drinken.

Als de 2^e borstwervel is verschoven kan dit verband houden met hartproblemen, hartritmestoornissen, hoge bloeddruk en pijn in de borst.

Als de 1^e borstwervel verschoven is kan dit betrekking hebben op het gebied tussen de schoudergordel en de vingertoppen. Nekkramp, schouderpijn, tennisarm, zenuwontsteking aan de onderarm, pijn in de onderarm en in de hand en/of een doof gevoel in de vingers. De bijbehorende gewrichten moeten dan zeker gecorrigeerd worden.

Hoofdstuk 15

Controle en evt. correctie van schouders, armen, hoofd en halswervelkolom C7-C1

De schoudergordel wordt gevormd door het schouderblad, sleutelbeen en bovenarmbeen. Het sleutelbeen vormt gewrichten met het schouderblad (schoudertop) en met het borstbeen. Het bovenarmbeen vormt van boven een gewricht met het schouderblad.

In wezen kan elk gewricht subluxeren en met behulp van de Dorn-methode weer zijn aansluiting vinden. Tot een volledige behandeling behoort dus ook de correctie van de bovenste lidmaten.

Schoudergewrichten en armen

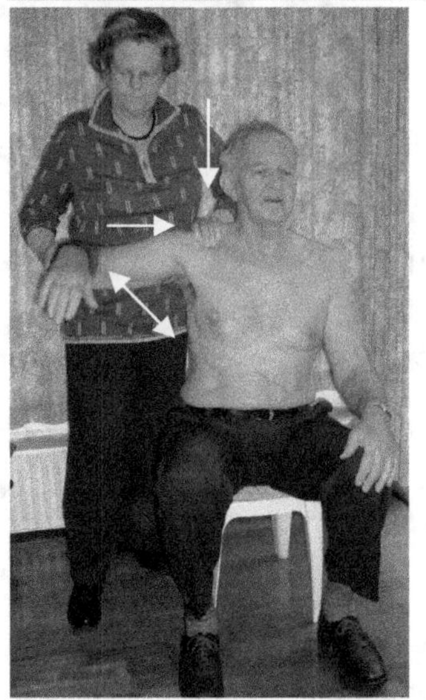

De behandeling

1. De patiënt zit rechtop op een kruk en de therapeut gaat schuin achter de te behandelen schouder staan. Dan drukt hij met een hand de schouder iets naar beneden en met de andere pakt hij de onderarm vlak onder de gebogen elleboog (90 graden) en heft deze zijwaarts,

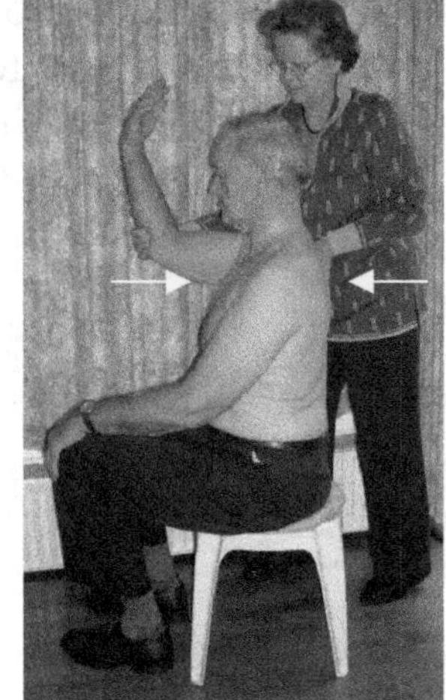

zo mogelijk, tot 90 graden naar boven. Dit enkele malen herhalen. Bij het naar beneden brengen onder lichte druk moet er weer diep uitgeademd worden.

2. Vervolgens heft hij de arm naar voren tot 90 graden, terwijl de patiënt de handpalm naar boven gericht houdt. Terwijl er uitgeademd wordt brengt hij de arm onder lichte druk weer in de normale positie.

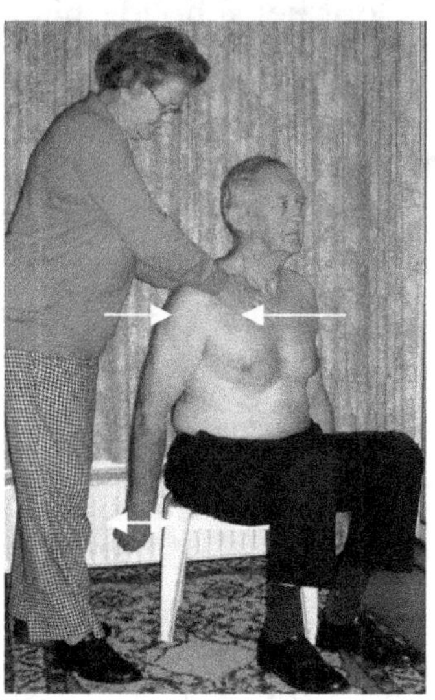

Ook de ribbenkast, een schouderblad en/of een sleutelbeen kunnen verschuiven. De correctie is in principe gelijk.
De patiënt zit rechtop op een kruk en zwaait dan met de arm aan de kant van het

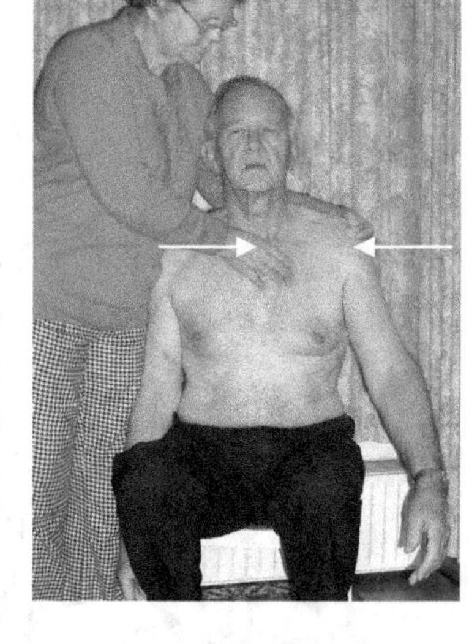

verschoven sleutelbeen van voor naar achter en omgekeerd, terwijl bijv. de therapeut met de duim van de ene hand tegen het sleutelbeen drukt en de andere op de schouder tegendruk geeft.

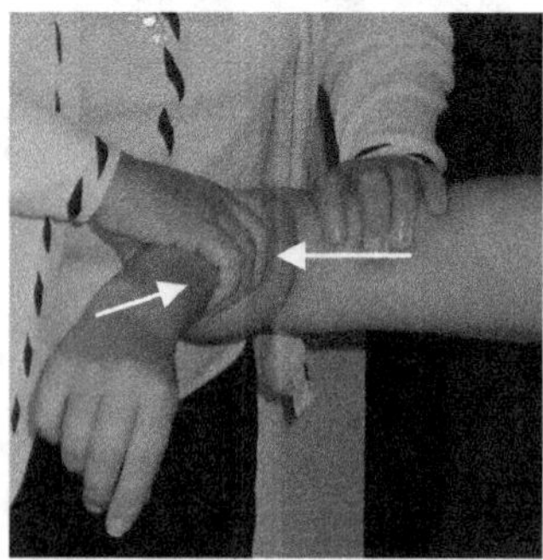

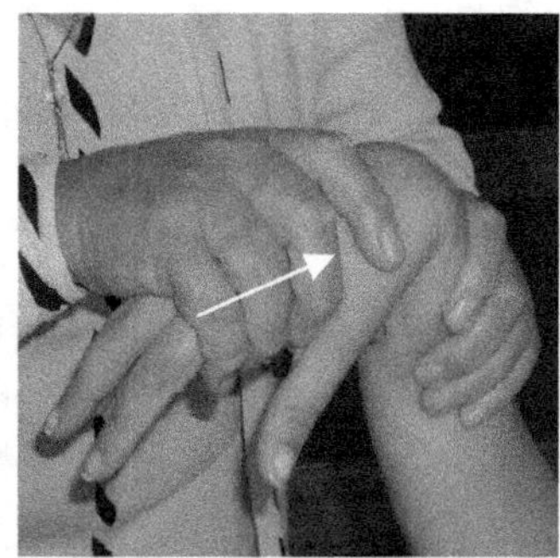

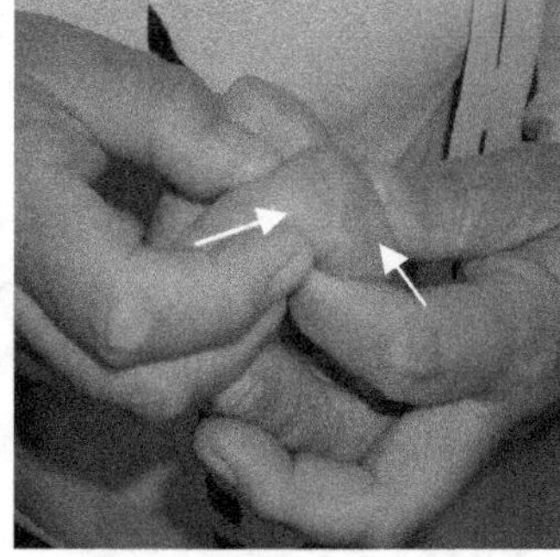

Ellebogen en hand- en vingergewrichten kunnen even probleemloos gecorrigeerd worden als de gewrichten van een been. Steeds wordt het gewricht in een rechte hoek geplaatst en onder zeer lichte druk in elkaar geschoven en dan weer gestrekt. Zelfcorrectie is vaak ook mogelijk.

Het kaakgewricht

Ook het kaakgewricht kan problemen geven. Dan lopen de bewegingen bij het sluiten van de mond niet gelijk en schoksgewijs. Het kaakgewricht verbindt de onderkaak met het slaapbeen. Om voedsel te kunnen kauwen moet het van onder naar boven kunnen bewegen en bovendien maalbewegingen kunnen maken. Ook bij het spreken en bij het lachen heeft het een functie. Verschuiving van het kaakgewricht kan veroorzaakt worden door problemen met de atlas, maar kan ook voortkomen uit een bekkenscheefstand, waardoor de wervelkolom niet in evenwicht is en compensatie gezocht heeft. Het kan echter ook gewoon door een verkeerde beet komen.

Voor het onderzoek gaat de patiënt op een kruk zitten met de rug naar de therapeut. De therapeut legt zijn wijsvingers op de kin en de middelvingers onder de kin en laat de patiënt zijn mond openen en sluiten. Zo is de afwijking duidelijk te voelen.

De behandeling.

Voor de behandeling vraagt men de patiënt zijn mond een stukje te openen. De therapeut sluit dan de mond door met de

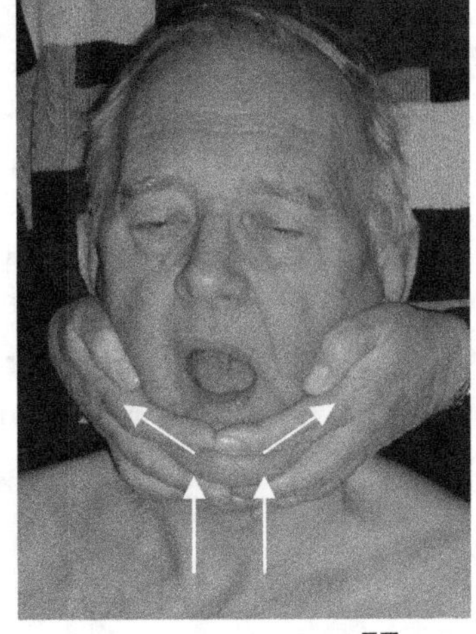

middelvingers een lichte druk naar boven te geven en tegelijk
met de wijsvingers een stabiliserende druk naar achter. Daarbij
heft hij het hoofd licht op en stabiliseert het tegen zijn buik.

De halswervelkolom C 7 – C 1(Cervix=hals)

Voor de therapeut is er vaak een drempel om hier aan te
beginnen. Het is belangrijk goed op te letten. Wij zetten niet
recht. Wij brengen door de natuurlijke beweging van de patiënt
de wervel of de gewrichten weer op hun juiste plaats terug.
De halswervelkolom is de verbinding tussen hoofd en lichaam.
Als er iets niet goed staat kan dat van invloed zijn op de
doorbloeding van de hersenen. Als de blokkade verdwijnt, kan
er duizeligheid ontstaan, maar deze verdwijnt vanzelf weer. Het
kan echter ook 1 à 2 dagen tot middelzware hoofdpijn lijden. Er

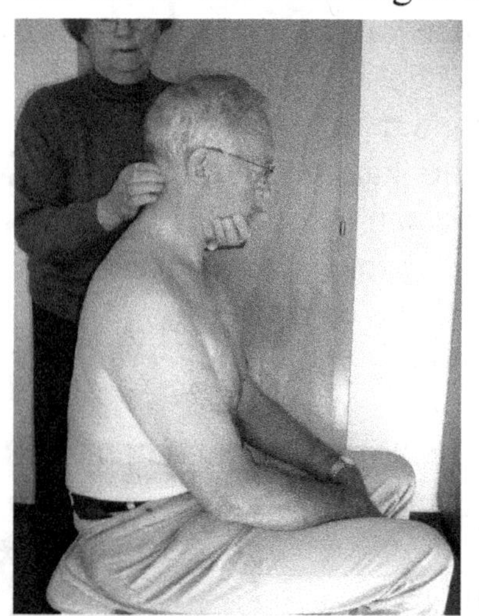

mogen dan geen aspirinen
gebruikt worden, maar er moet
wel veel water gedronken worden.
Eerst moet de halswervelkolom in
zijn geheel onderzocht worden.
Eventuele correcties worden van
bovenaf toegepast. Het is n.l.
mogelijk, dat door correctie van
de atlas bestaande verschuivingen
vanzelf verdwijnen. Gevoeld en
behandeld wordt hier
hoofdzakelijk met de
vingertoppen van de wijs- en
middelvinger langs de **dwarsuitsteeksels** (de doornuitsteeksels
zijn hier vaak zeer klein en nauwelijks voelbaar) tot de 7^e
halswervel, waarvan het doornuitsteeksel weer het
oriëntatiepunt is. Voor de behandeling moeten eerst extra
gespannen spieren van nek en schouders los gemaakt worden.
Tijdens de behandeling schudt de patiënt met kleine
draaibewegingen neen-neen.

<u>Waarmee kunnen afwijkingen verband houden</u>

Als de <u>7^e halswervel</u> niet goed staat kan dit in verband staan
met een schildklieraandoening of een slijmbeursontsteking in
de schouders. Men is dan ook vaak zeer vatbaar voor kou. Het
kan ook lijden tot verstopping van de voedingsstoffen naar het
hoofd, armen en nek.
De halswervelkolom tussen <u>de 6^e en 2^e halswervel</u> (C6 – C2)
verzorgt de hersenen van bloed en is verantwoordelijk voor het
samenspel tussen de linker- en rechterhelft van de hersenen en
voor alle hoofdproblemen.
Als de <u>6^e halswervel</u> niet goed staat kan dit met pijn in de
bovenarm, amandelontsteking, kroep, een droge hoest of een
stijve nek gepaard gaan. Bij een langdurige verschuiving kan
dit tot een lichte vernauwing van de bloedvaten lijden. Eet men
bovendien vetrijk, dan kunnen de aderen verkalken, daar de
doorstroming bemoeilijkt wordt. Dit is vaak een medeoorzaak
van een herseninfarct.
Als de <u>5^e halswervel</u> niet goed staat kan dit in verband staan
met een keelontsteking, heesheid, pijn in de hals of een
chronische verkoudheid.
Als de <u>4^e halswervel</u> niet goed staat kan dit in verband staan
met snoeplust, poliepen, gehoorverlies, verkrampte of
opengesprongen lippen.
Als de <u>3^e halswervel</u> niet goed staat kan dit in verband staan
met de zenuwen, hieronder vallen neurotische afwijkingen en
aangezichtspijn en verder met oor- tand- en huidproblemen.
Als de <u>2^e halswervel</u> of draaier niet goed staat kan dit in
verband staan met problemen in de bijholten, oorpijn en zelfs
doofheid, maar ook met oogproblemen en spraakstoringen.
Als de <u>1^e halswervel</u> of atlas niet goed staat kan dit in verband
staan met hoofdpijn, migraine, duizeligheid, dubbelzien en
geheugenverlies. Halfzijdige verlammingen worden door
ongelijke doorbloeding bevordert, omdat de wervel op de in het
achterste deel van de hersenen gelegen wervelslagader drukt,

die zuurstofrijk bloed naar de hersenen transporteert. Hoge bloeddruk en chronische vermoeidheid kunnen dan de gevolgen zijn.

<u>De correctie.</u>
De correctie is hetzelfde als bij de andere wervels. Toch is er onderscheid. Om de 7^e halswervel te vinden moet de patiënt eerst het hoofd naar voren buigen en dan naar achter. De C7 is de eerste halswervel, die bij het knikken van het hoofd vast blijft zitten. Daarna moet gekeken worden of hij goed staat.

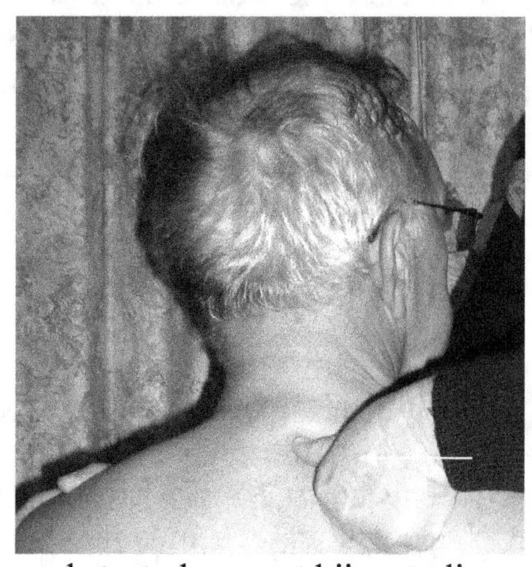

Indien de 7^e halswervel niet goed staat, dan moet hij met olie ingesmeerd worden. De therapeut stabiliseert de patiënt door voorlangs de andere schouder te steunen en drukt dan licht met de duim van de andere hand met een gesloten vuist aan de zijkant tegen het doornuitsteeksel, eventueel wat naar onder,

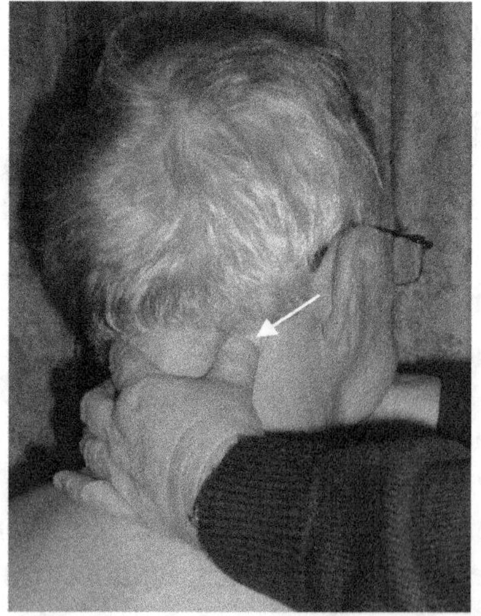

maar nooit naar boven. De therapeut staat zo, dat hij de wervel van zich wegdrukt. De patiënt beweegt ondertussen zijn hoofd van links naar rechts en omgekeerd, een neen-neen beweging. Steeds als hij in de richting van de therapeut kijkt en daarbij uitademt versterkt deze de druk op de wervel. Dit 8 – 10 maal herhalen en daarna kijken of hij goed zit. Evt.

herhalen. Dan van boven naar beneden uitstrijken.

De correctie van de atlas gaat op een andere manier, hoewel het principe gelijk is. De therapeut legt een hand onder de kin van de patiënt en met de andere omvat hij de nek

En wel zo, dat de duim en wijsvinger in de kuiltjes achter de oorlellen rusten. Nu tilt hij voorzichtig het hoofd een beetje op, terwijl hij kleine neen-neen bewegingen maakt. Na 5 of 6 keer controleren of de verdikking verdwenen is. Is dit het geval, dan de nek uitstrijken van boven naar beneden.

Hoofdstuk 16

Zelfcorrectie en oefeningen

Met een behandeling volgens de Dorn-methode is men helaas
meestal niet klaar. Na de correctie is men opgeknapt, maar om
de spieren, banden en gewrichten aan de nieuwe situatie te
wennen is er oefening nodig. Tijdens de therapie is de patiënt
actief met zijn spieren. Hij beweegt immers benen, armen of
hoofd. Na de behandeling is er huiswerk en oefeningen zijn een
wezenlijk element van deze methode. Ze dienen om de
gewrichten op de juiste plaats in de gewrichtskommen te
houden. **Met de therapeut wordt gecorrigeerd, maar de
bewegingsoefeningen leiden tot werkelijke genezing**. De
oefeningen kunnen op ieder moment gedaan worden. Dat is
steeds het geval na een val, zwikken, heftig stoten, lang zitten
of als de gewrichten meer dan 90 graden gebogen worden. Het
beste is het om de oefeningen dan meteen uit te voeren. 's
Avonds voor het slapen gaan heeft tot voordeel, dat het lichaam
deze rustperiode gebruikt om banden, zenuwen en spieren te
wennen aan deze nieuwe positie.
 Alle gewrichten, die los in de kom kunnen komen te zitten,
kunnen ook weer stevig in de kom hun functie verrichten, maar
dat vergt wel wat.
Het gewricht wordt in de 90 graden positie
gebracht en met lichte druk en tegendruk
weer goedgezet.

Zelfcorrectie van benen en heupen
Bij beenlengteverschil moeten regelmatig
alle beengewrichten gecorrigeerd worden.

De enkels
We beginnen met de enkels. Vaak
verzwikken, onzekerheid bij het lopen
(soms denkt men dan aan storing in het

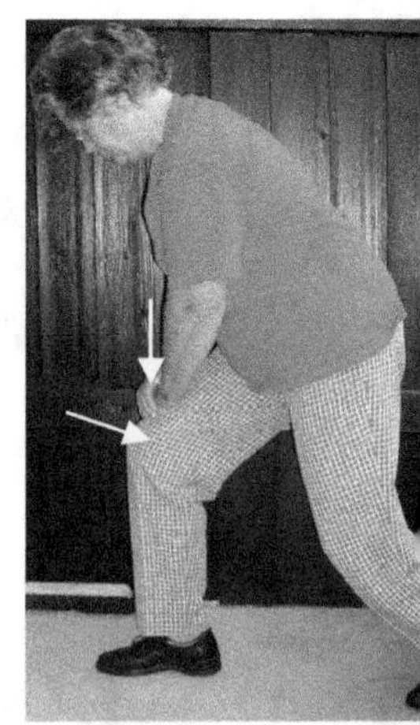

evenwichtsorgaan) of pijn aan de enkels zijn aanwijzingen dat
een correctie nodig is.

De correctie.
Ga rechtop staan. Zet een been naar voren, buig de knie van dat
been, zodat onderbeen en voet een hoek van 90 graden vormen.
Leg 2 handen op de knie en druk op de knie. Langzaam wordt
de knie nu gestrekt, terwijl de voet plat op de grond blijft. Dit 4
– 5 maal herhalen. Daarna komt het andere been aan de beurt.

De knieën

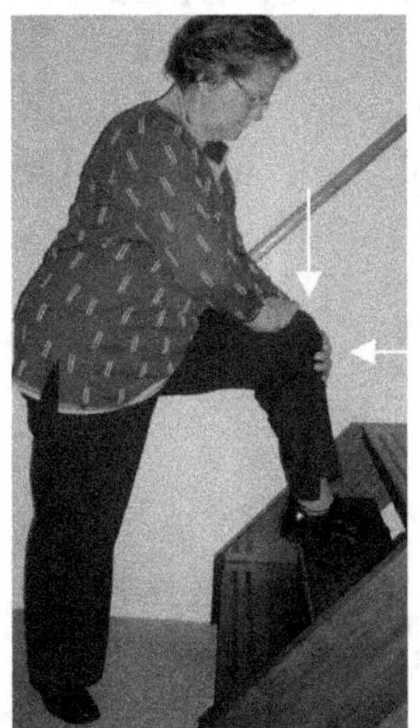

Kniegewrichten geven de meeste
problemen. Knieartrose en
meniscusproblemen leiden tot
overstrekking van de banden. Bij al
deze problemen kan de kniecorrectie
een verzachting betekenen.

De correctie.

1. Buig de knie in een
hoek van 90 graden.
Gebruik daarvoor een
kleine verhoging, bijv. een trede van een trap.
Druk dan met de linkerhand de knieschijf van het
linkerbeen licht naar achter, terwijl de rechterhand
licht boven op de linkerknie drukt. Strek zo onder
lichte druk van beide handen het been. Dit 4 – 5
maal herhalen en dan wisselen van been.

2. Ga zitten op een stoel of kruk, waarvan de
hoogte zodanig is, dat de knie en heup een hoek
van 90 graden vormen. Leg de rechter hand op het linker been
en de andere er boven op. Zet het andere been wat naar achter
en sta langzaam op met het gewicht op het been, waar de

handen op rusten. Het been strekt zich nu langzaam. Dit 4 – 5
maal herhalen en dan wisselen van been.

De heupen

De heupgewrichten nemen bij de Dorn-methode een centrale
plaats in. Daaruit komt vaak verschil in beenlengte voort.
Oorzaak is dikwijls het ontbreken van beweging. Daardoor
worden de spieren te zwak om hun functie nog te kunnen
vervullen. Door verkeerde bewegingen, verkeerde
zithoudingen, zich uitrekken of door een val sluiten de
gewrichten dan niet meer goed aan. De problemen kunnen heel
verschillend zijn. Dat gaat van pijn in de gewrichten tot pijn,
die in het been en de lendenen kan uitstralen. Door
bekkenscheefstand komt er vaak spanning op het heiligbeen en
zo kunnen er dan weer nieuwe problemen ontstaan. Ook tijdens
de nachtrust kan er pijn in de heupen optreden. Tenslotte kan
het tot bewegingsbeperkingen komen.

De correctie.

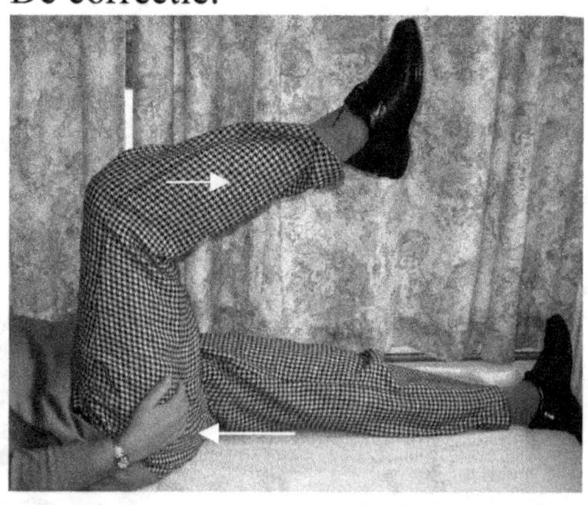

1. Ga op de rug op een
stevige ondergrond liggen.
Gebruik hiervoor een mat
of campingmatras. Trek
een been op tot het
bovenbeen in een hoek
van 90 graden op de romp
staat. Houd het onderbeen
parallel met de romp. Het
andere been ligt
uitgestrekt op de ondergrond. Leg nu de hand onder het
bovenbeen direct onder het zitvlak.

Het is niet noodzakelijk om de hand om het hele bovenbeen te slaan. Belangrijker is de hevelwerking en de tegendruk van de vingers op het bovenbeen. Onder tegendruk wordt nu dit

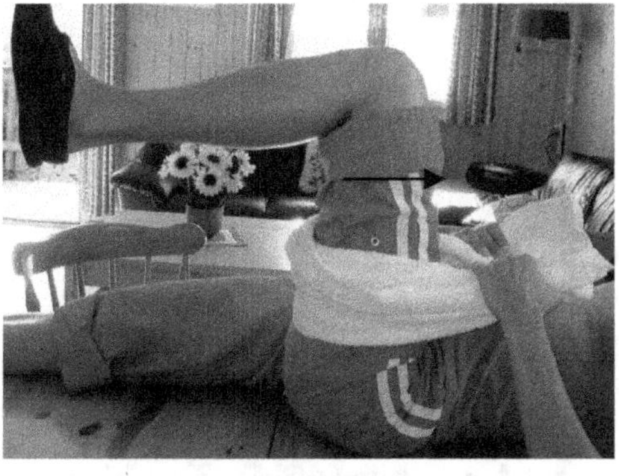

been met een boogvormige beweging naast het andere neergelegd.

2. Een variant is om een opgerolde handdoek om het bovenbeen te slaan, net onder het zitvlak en met beide handen aan te trekken, terwijl men het been neerlegt.

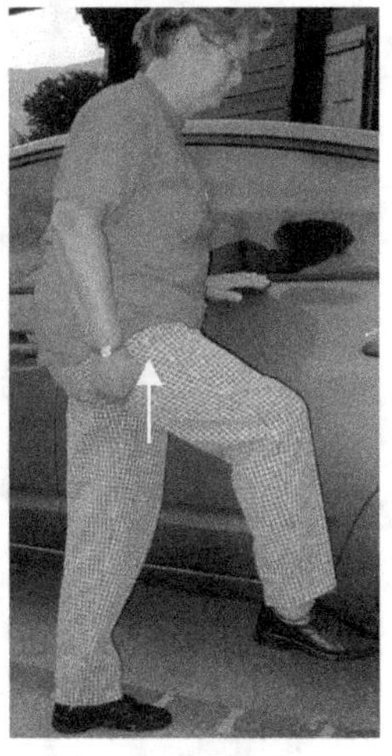

3.De heupcorrectie kan ook staande toegepast worden. Dit is zeer belangrijk na lang zitten of lang autorijden.
Ga rechtop staan. Hef een been op in een hoek van 90 graden. Leg je hand direct onder het zitvlak onder het bovenbeen. Zet nu onder tegendruk van de hand het been weer in de normale positie naast het andere been.

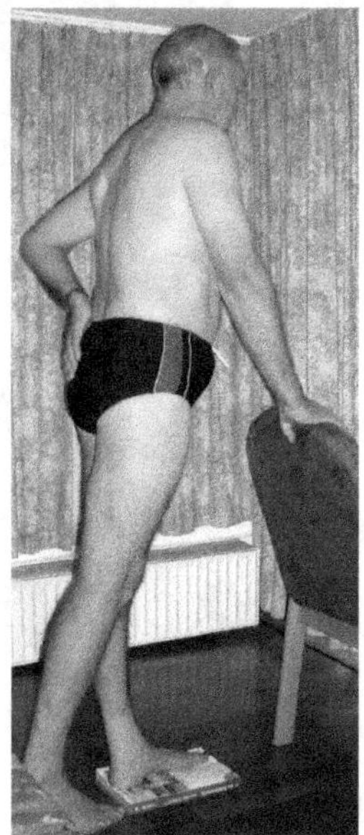

Het bekken

Bij verdraaiing of verwringing kan men het bekken zelf corrigeren door met zijn hand-palm of vuist op het uitstekende darmbeen te drukken, terwijl hij zwaait met het tegenover gestelde been.

<u>**Oefeningen**</u>

Om de gewrichten sterker te maken is het belangrijk om de volgende oefeningen regelmatig te doen.

l. <u>voet</u> <u>aantrekken</u> <u>en</u> <u>zijwaarts</u> <u>zwaaien</u>

uitgangspositie:
ga rechtop staan met het rechter been evt. op een kleine verhoging, bijv. een telefoonboek en zoek met de rechter hand steun aan de wand of een stoel. De voeten staan heupbreed uit elkaar met de tenen recht naar voren.
Trek nu de tenen van de linker voet op en hef het been zijwaarts, terwijl de linker hand op de linker heup rust. De eindpositie is bereikt als de linkerheup naar boven komt. Na 5 of 7 maal is het andere been aan de beurt.
<u>Adem uit</u> als je het been heft en in als je het been weer laat zakken.

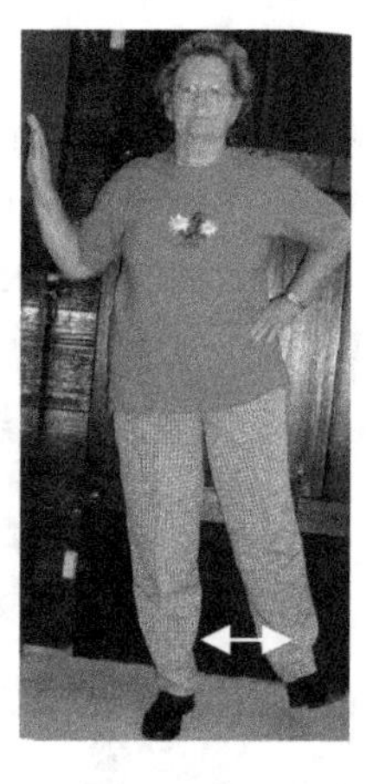

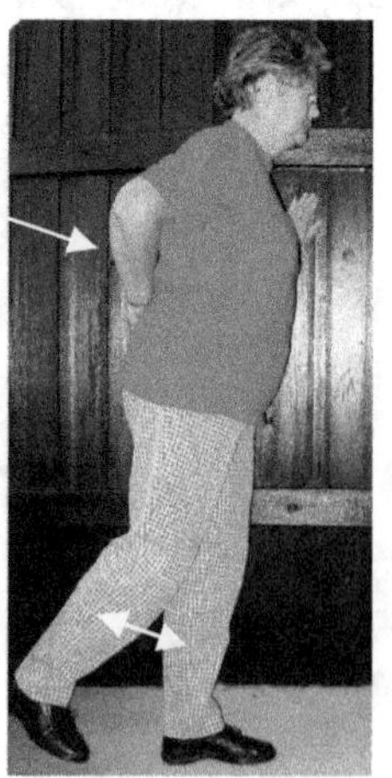

2. <u>been</u> <u>achterwaarts</u> <u>zwaaien</u>

De **uitgangspositie** is hetzelfde.
Leg de linker hand op de wervelkolom en strek het linker been naar achter.
Zodra je de zitspieren met je hand voelt, is het einddoel bereikt. Blijf rechtop staan en vermijdt een holle rug. Na 5 of 6 maal is het andere been aan de beurt.
<u>Adem uit</u> bij het naar achter zwaaien en in als het been naar voren gaat.

3. knie heffen

De **uitgangspositie** is hetzelfde.
Trek de kin op de borst, zodat de
halswervelkolom gestrekt wordt. Beweeg
het been een beetje naar achter en buig de
knie dan 90 graden naar
voren. Na 5 tot 6 maal is
het andere been aan de
beurt.

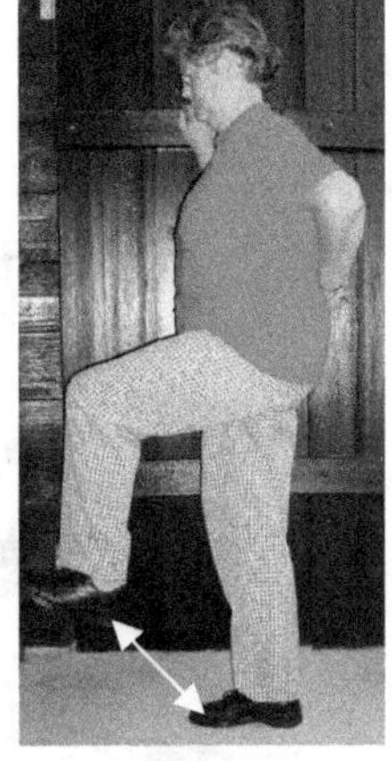

4. been spreiden en zijwaarts heffen

Deze oefening is bijna gelijk aan de eerste
oefening, alleen nu wordt het been in de heup
voor het zijwaarts heffen eerst opgetrokken en
daarna zijwaarts gezwaaid.

5. heupstabilisering met bal of handdoek

Ga rechtop op een krukje zitten. De voeten
naast elkaar, tenen naar voren.
Zet de benen heupbreed uit elkaar en leg een
zachte bal of opgerolde handdoek tussen de
knieën en druk die samen gedurende 10 tellen.
Trek tevens de bilspieren aan. Dit 5 maal
herhalen.

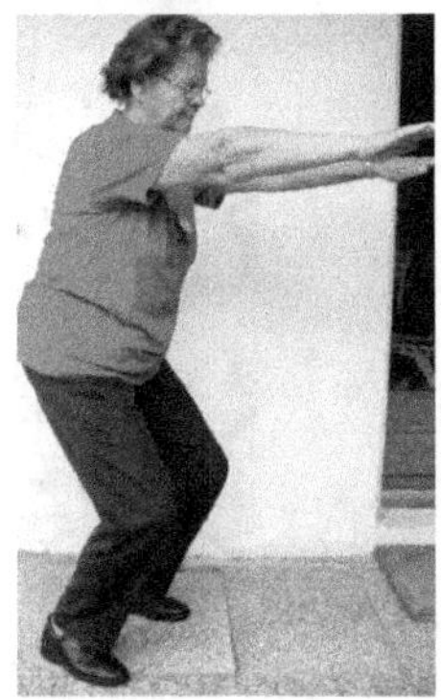

6. functionele kniebuigingen

Zet de benen iets meer als heupbreed uit elkaar.
Buig nu langzaam de knieën. Hoofd,
schouders, bekken en enkels vormen een lijn.
Blijf dus rechtop. Dan de knieën langzaam
strekken en tegelijk de bekkenbodem en
zitspieren aanspannen. De knieën mogen niet
doorgestrekt worden.

7. oefening van het heiligbeen

Zet het rechterbeen op een verhoging en strek het linkerbeen licht naar achter. Het lichaam blijft rechtop. Kantel het bekken nu ongeveer 10 maal afwisselend naar voor en naar achter, terwijl de rechterhand voor tegen het bekken aanligt en de linkerhand de beweging achter van het bekken volgt. Wissel daarna.

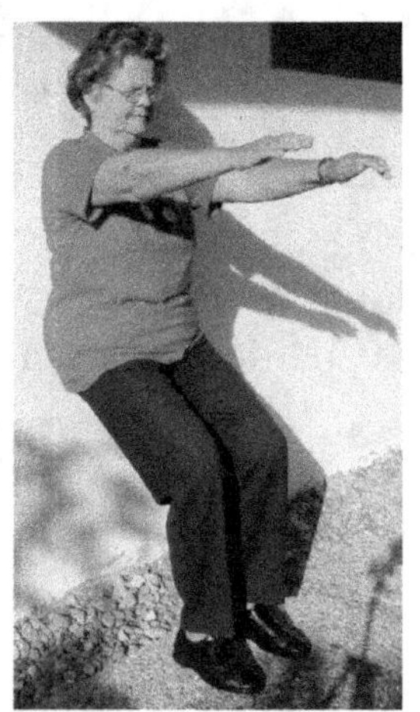

8. oefening bovenbeenspieren en strekken rug

Leun met je rug, hoofd en schouders tegen een gladde wand of deur. De voeten parallel, de benen recht, heupbreed uit elkaar en ongeveer 40 cm. van de wand af. Buig de knieën tot maximaal 90 graden en blijf in deze houding tot je de spanning in de bovenbenen voelt. Duw je dan langzaam tegen de wand vanuit de benen weer omhoog. Dit 3 tot 5 maal herhalen

9. oefening voor de rug en bovenbenen

Voor deze oefening heb je een stok nodig. Ga op een kruk zitten. De benen en voeten heupbreed uit elkaar. Pak de stok boven en onder vast, terwijl de stok tegen het achterhoofd en de wervelkolom ligt. Span de buikspieren en sta langzaam op. De benen niet doorstrekken. Daarna langzaam weer gaan zitten. Dit 3 x herhalen. Adem daarbij rustig en gelijkmatig in en uit. Na enige oefening is dit mogelijk zonder werkelijk te gaan zitten. Dus door boven de kruk te zweven en dan weer op te komen.

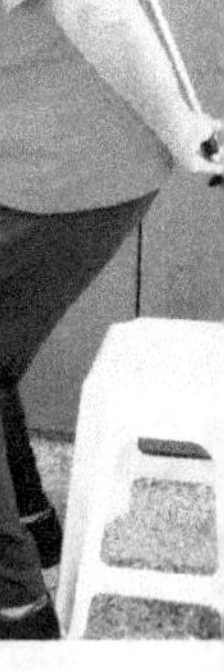

<u>10. Oefening voor de buikspieren.</u>
Stevige buikspieren zijn van belang voor het gezond houden
van de onderrug. Ga op de rug liggen en trek de benen op. De

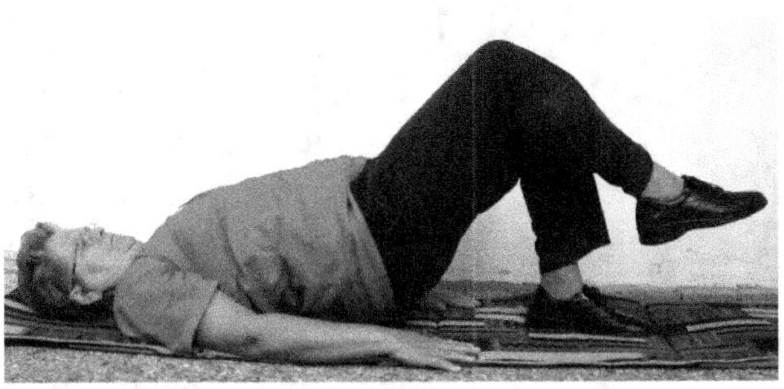

armen liggen
naast het
lichaam. Trek de
kin in en laat het
hoofd op de
grond. Hef nu
het bekken zover
als mogelijk is
en maak kleine
pasjes op de plaats. Door de looppasjes wordt de onderste
rugstrekker geoefend en de spieren van de wervelkolom.

<u>11.nog een oefening voor de buikspieren</u>
Blijf op de rug liggen. Strek de
hals en laat het hoofd op de
grond liggen. De linkerhand ligt
op het rechter bovenbeen onder
de knie en de rechter hand op
het linker bovenbeen. De
onderbenen kruislinks over
elkaar terwijl de benen hoog zijn
in een hoek van 90 graden. Druk
nu met de vlakke handen op de
bovenbenen en geef met de
bovenbenen tegendruk. Dit
enige seconden vol houden.

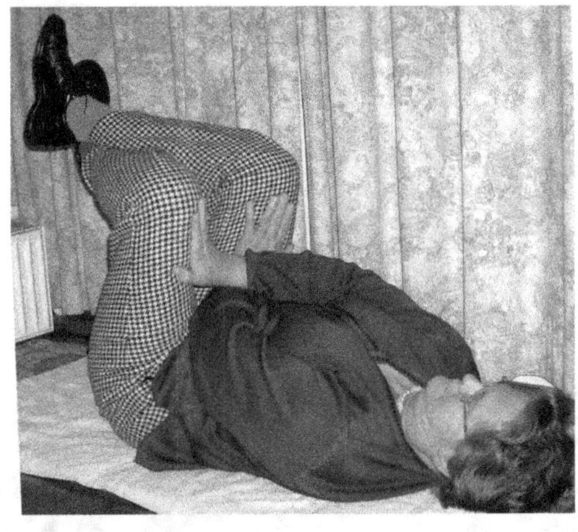

Adem tijdens de oefening rustig en regelmatig in en uit. Daarna
met het andere been boven dit herhalen.

12. Slotoefening voor het heiligbeen, buikspieren en lendenwervelkolom

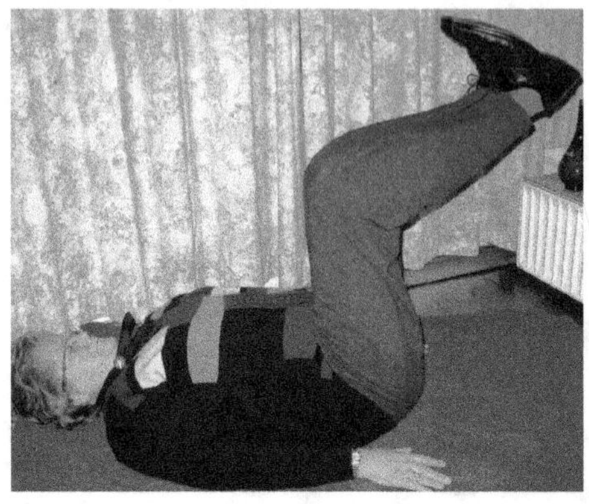

Ga op de rug liggen. Hef beide benen heupbreed uit elkaar naar boven. Houd de beide voeten parallel. Het heiligbeen mag daarbij het contact met de grond niet verliezen. Buig de knieën nu licht en trek de voorvoeten naar je toe. Het hoofd blijft liggen en de armen liggen naast het lichaam. In deze positie kan je enkele minuten uitrusten, terwijl je gelijkmatig in- en uitademt.

Zelfcorrectie van de borst- en lendenwervelkolom

Om de wervelkolom te ontlasten en een holle rug tegen te gaan kan de wervelkolom als volgt gestrekt worden.

1. Leg een kussen of zachte handdoek op een krukje en buig met het bovenlichaam over de kruk. Laat het lichaam op de kruk rusten, terwijl hoofd en schouders los hangen en voel dan de strekking van de lendenwervelkolom.

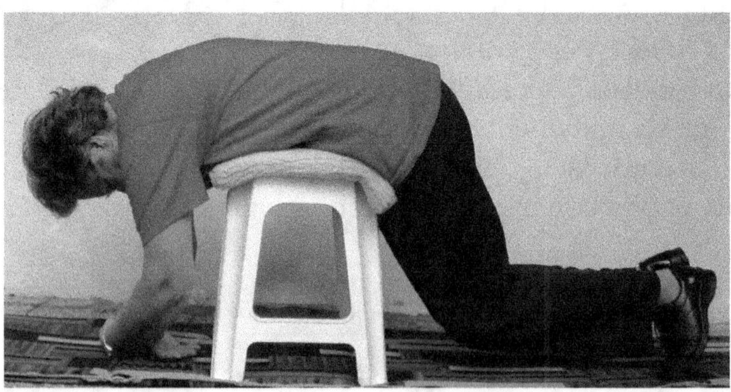

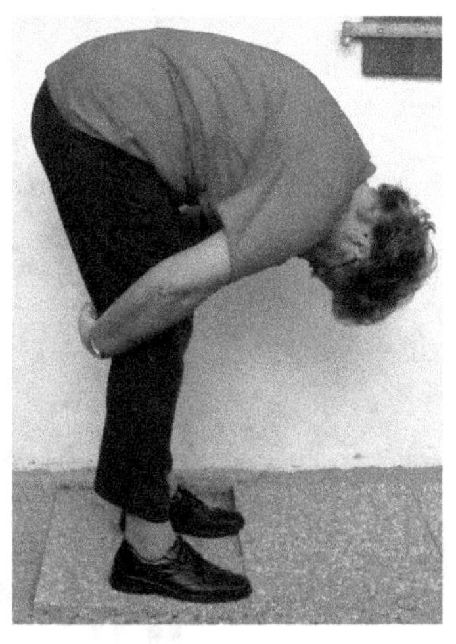

2. Zet de benen heupbreed uit elkaar met de voeten parallel naar voren. Buig het bovenlichaam naar voren en laat het hoofd los tussen de schouders naar beneden hangen. Leg de onderarmen om de knieholten en de handen over elkaar. De knieën mogen niet naar binnen knikken. Span nu de rug alsof je je op wilt
richten. Niet langer dan 20 seconden. Het is aan te bevelen **daarna de staande heupcorrectie** toe te passen.

Oefeningen voor de borstwervelkolom

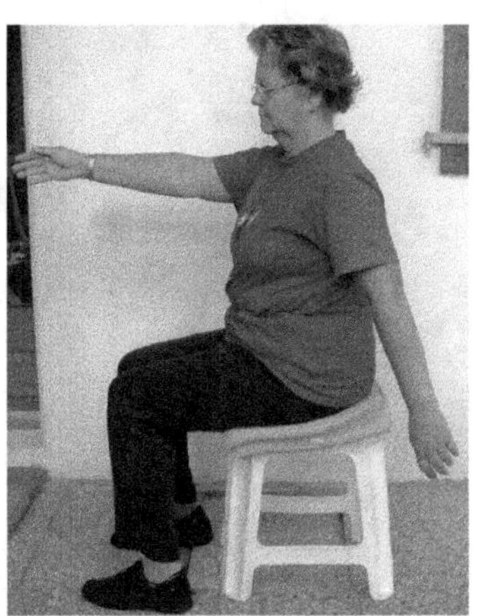

1. Met de armen pendelen
Ga op een kruk zitten en zwaai met gestrekte armen tegengesteld flink heen en weer. De beweging mag alleen vanuit de schouders komen. Adem daarbij diep in en uit.

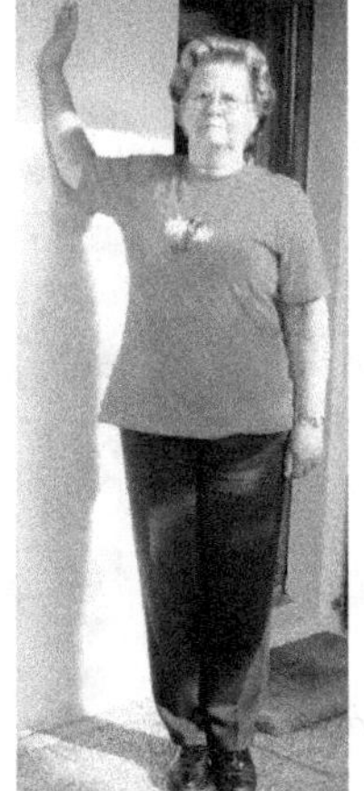

2. Oprekken van de borstspieren
Ga met een gebogen arm in een hoek van 90 graden tegen een muur staan met een naar boven gerichte vlakke hand met de zijkant van de hand tegen de muur. Draai nu van de wand weg, terwijl de arm op zijn plaats blijft. Er komt nu spanning op de middelste borstspier. Houd dit 20 seconden vol. Wordt de hand boven de schouder geplaatst, dan wordt de bovenste borstspier gestrekt en lager de onderste borstspier.

Correctie van schouders, hoofd en armen

<ins>1.Massage van de spieren in de schouders</ins>
Door zelfmassage kan de spanning in de nek
verminderd worden. Zelfmassage kan zowel
zittend als staande uitgevoerd worden. Leg de
linkerarm op de rug. Masseer nu met een
draaiende beweging van de rechterhand.
Uiteindelijk kun je deze spier met de
vingertoppen naar voren trekken. Ook de
andere kant behandelen.

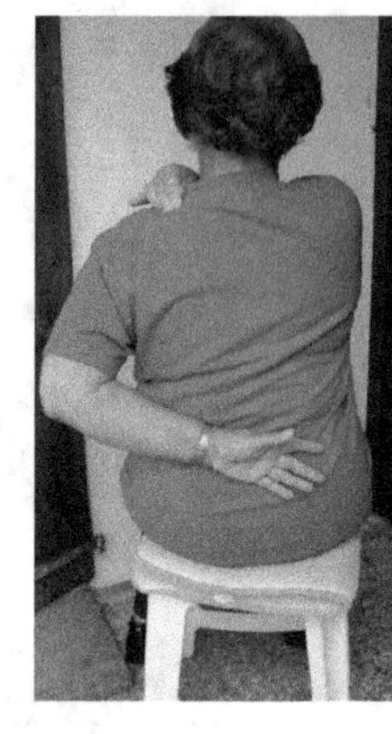

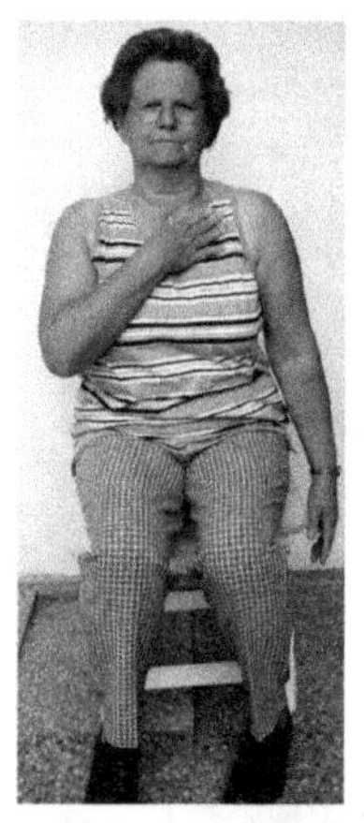

<ins>2. Correctie en oefening voor
het sleutelbeen.</ins>
Ga op een kruk zitten. Leg de linkerhand tegen
het rechter sleutelbeen en draai onder lichte
zijwaartse druk de rechter schouder naar achter
rond. 3 – 5 maal herhalen. Daarna andere hand
en andere schouder. Het kan 4 tot 5 weken duren
voor het gewricht los komt.

<ins>3.correctie van de schoudergewrichten</ins>
Ga met een zijwaarts gerichte gebogen
arm (90 graden) tegen een gladde deur
staan, terwijl de voeten gespreid staan.
Laat deze arm nu langzaam zakken,
terwijl hij tegen de muur blijft. Je gewicht
verplaatst zich dan van beide voeten naar
de voet bij de wand. Houd de schouders
daarbij laag. Herhaal dit enkele malen.
Daarna is de andere arm aan de beurt.

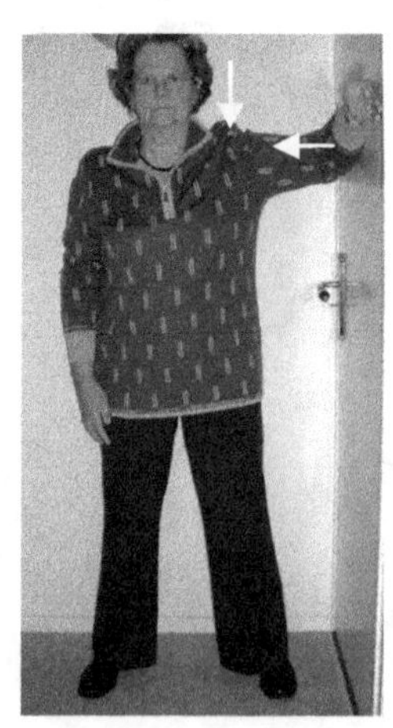

4. Nog een correctie van de schoudergewrichten

Ga op een kruk rechtop zitten tegen een vlakke muur of deur. Strek een arm naar voren en buig hem tot 90 graden. Druk met de andere hand licht tegen de elleboog en laat de arm zo langzaam zakken. Herhaal dit enkele malen. Daarna is de andere arm aan de beurt.

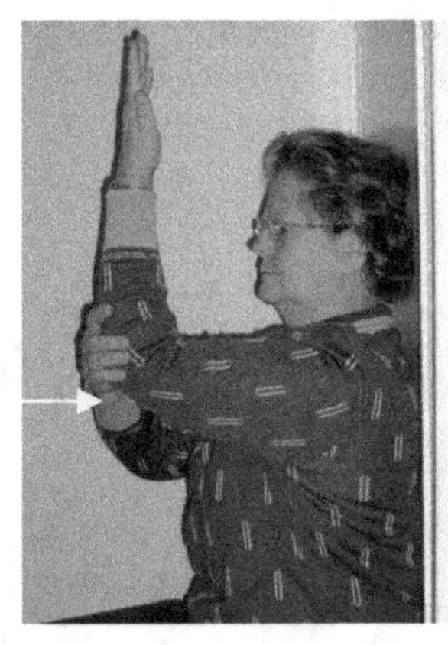

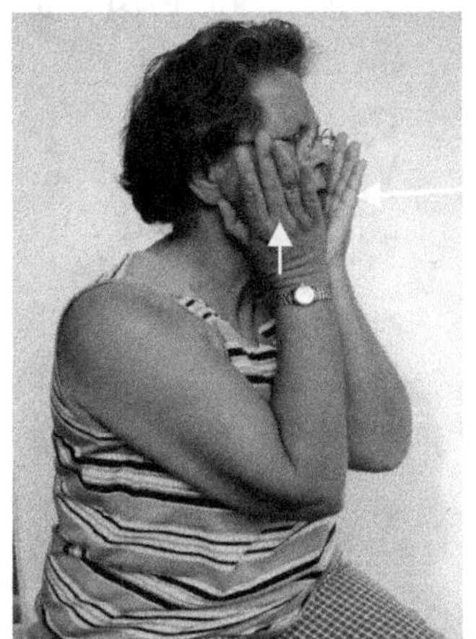

5. Correctie van het kaakgewricht

Ga op een kruk zitten tegen de wand. Zo heeft het achterhoofd steun. Leg de handen langs het gezicht met de handpalmen onder de kin. Open nu je mond en sluit die door met de handen naar boven en naar achter te bewegen.

6. Correctie van de halswervels

Deze correctie is zowel staande als zittende mogelijk. Plaats de vingertoppen op de dwarsuitsteeksels van de halswervelkolom en draai het hoofd naar links en rechts (een neen-neen beweging dus). Let er op, dat u goed rechtop staat of zit en een mooie lange hals maakt. Adem uit als een wervel gecorrigeerd moet worden en druk tegelijkertijd op de dwarsuitsteeksels, terwijl u naar die kant kijkt.

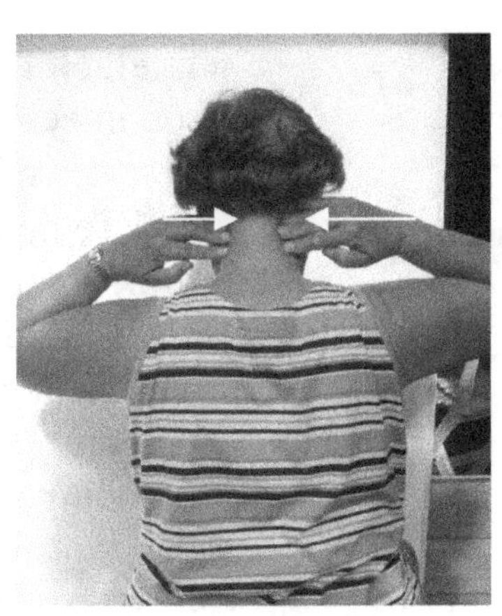

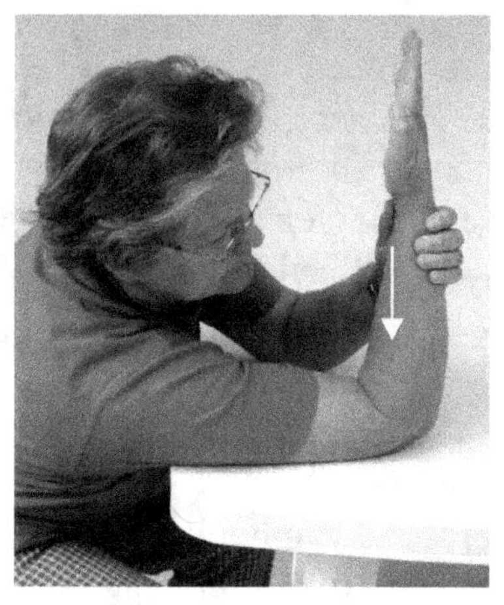

Leg de bovenarm op een tafel. Buig de arm in de elleboog 90 graden. De handpalm is naar je toegericht. Pak nu met de andere hand de pols beet en strek de arm onder lichte druk. Herhaal dit enkele malen.
Vervolgens is de andere elleboog aan de beurt.

8. Correctie van de handgewrichten.

Leg de onderarm op een tafel. Hef de hand naar je toe in een hoek van 90 graden en breng die met de andere hand onder lichte druk weer naar beneden. Herhaal dit enkele malen. Dan is de andere hand aan de beurt. Dit is een goede oefening na een verstuiking bij een val of na overbelasting.

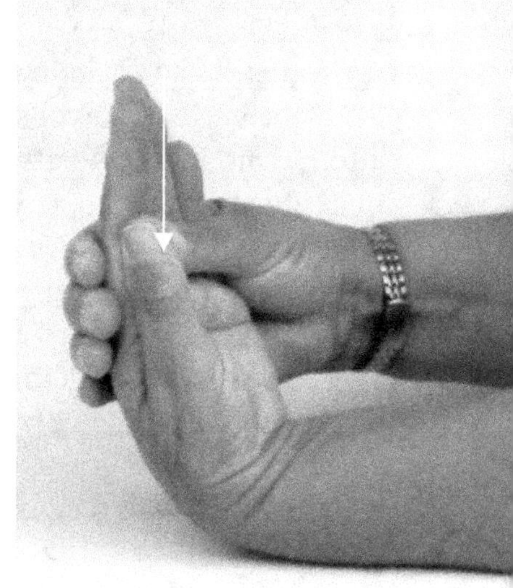

<u>9.Correctie van de vingergewrichten</u>
Leg de hand met de handpalm naar boven op een tafel.
Buig het gewenste gewricht in een hoek van 90 graden en
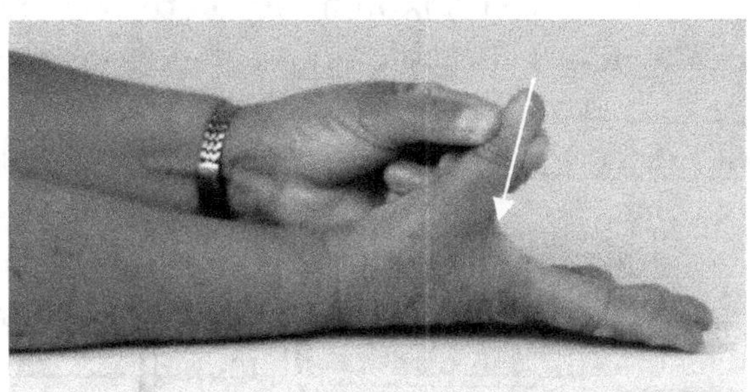 leg het onder
zachte druk op
de tafel. Herhaal
dit enige keren
en neem dan
desgewenst een
ander gewricht.

De correcties van de ledematen zijn handig bij pijn na een
val, overbelasting, verstuiking of verrekking.

Hoofdstuk 17

Massage

Soms is het goed om de wervelkolom en de rug wat te ontspannen voor de Dorn-therapie door een massage.

De patiënt gaat hiervoor op de buik liggen in een pijnvrije en ontspannen houding.
Wat handdoeken onder het borstbeen en voorhoofd en een kussen onder de buik kunnen hiertoe bijdragen. De armen liggen losjes naast het lichaam met de handpalmen omhoog.
Een handdoek moet de kleding afdekken voor de massage.

1. De pijnproef
Met de vingers moeten nu de lendenwervels en het heiligbeen afgetast worden. Bij pijn moet de massage heel licht uitgevoerd worden.
Er mogen geen sieraden gedragen worden. Ook de polshorloges kunnen beter af.

2. Strekken van de wervelkolom.
Met een paar druppels olie op de lendenwervels gaan we

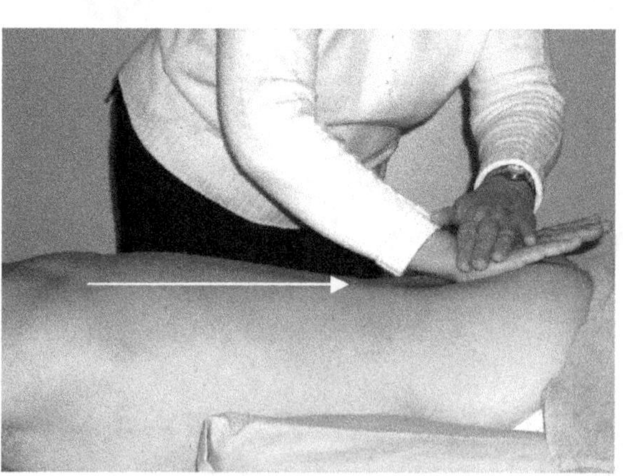

beginnen.
Leg de rechterhand richting voeten op de lendenwervels en de linkerhand kruislinks over de rechter. Nu met een lange streek langzaam over de wervels richting **zitvlak** bewegen, terwijl de druk bij

het staartbeen langzaam vermindert. Dit 8 – 10 maal herhalen.

Steeds met de handen langs de zijkanten van het lichaam weer omhoog gaan.
Ook steeds iets hoger beginnen tot aan de 7^e halswervel.

3. <u>Strekken van de wervelkolom met de zijkanten van de handen</u>

Begin ter hoogte van de 7^e borstwervel (onderkant schouderblad). Leg de **handkanten** op de rug en strek dan door de zijkanten naar buiten te draaien de wervelkolom. Bij hoofdpijnpatiënten niet te sterk in de nek strijken.

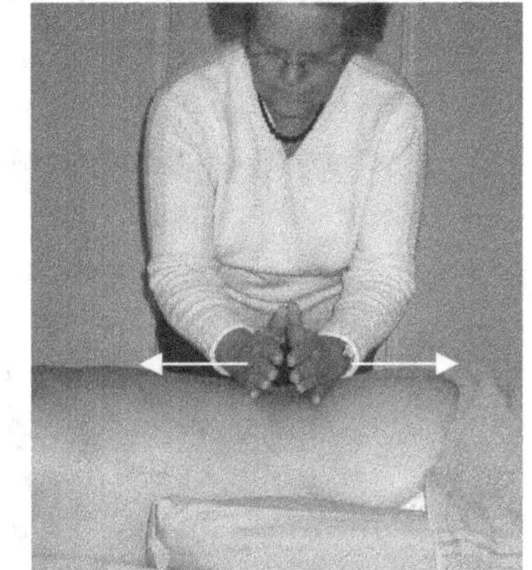

4. <u>Olie gebruiken en los maken</u>

De wervelkolom moet nu met veel olie ingesmeerd worden. Leg de vingertoppen richting **voeten** en de wijs- en middelvinger links en rechts van de doornuitsteeksels. Met de andere hand 1 cm voor de rechterhand moet nu het weefsel uit elkaar getrokken worden. De linkerhand trekt nu de wervels uit elkaar en strekt daarmee de banden. De huid wordt daarbij van onder naar boven geschoven en zo komt het weefsel los. Men voelt tegelijkertijd of de wervels goed liggen. In 3 tot 4 keer wordt zo van onder naar boven over de wervelkolom gewandeld.

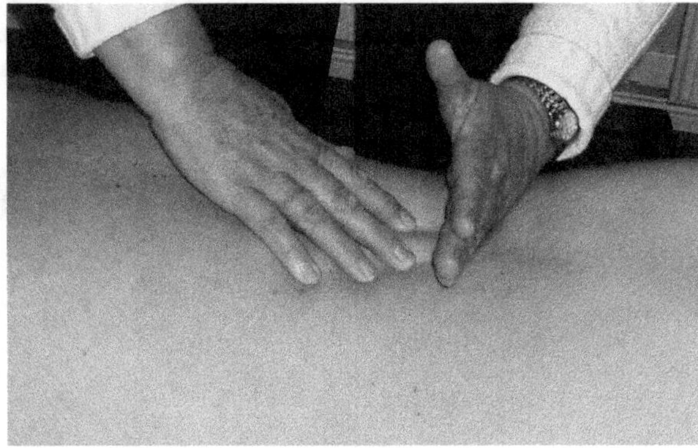

Boven aangekomen wordt over de wervelkolom 10 – 15 maal naar beneden gestreken. Daarbij ligt de rechterhand geheel op de wervelkolom richting voeten.

5. Inrichten van de wervels

Leg de vingers nu naast de doornuitsteeksels van de lendenwervels richting hoofd en strijk naar beneden. Laat de huid niet los, maar ga via de zijkanten van het lichaam weer naar de doornuitsteeksels, zodat er een hartvormige beweging ontstaat. Begin steeds iets hoger, zodat tenslotte langs de 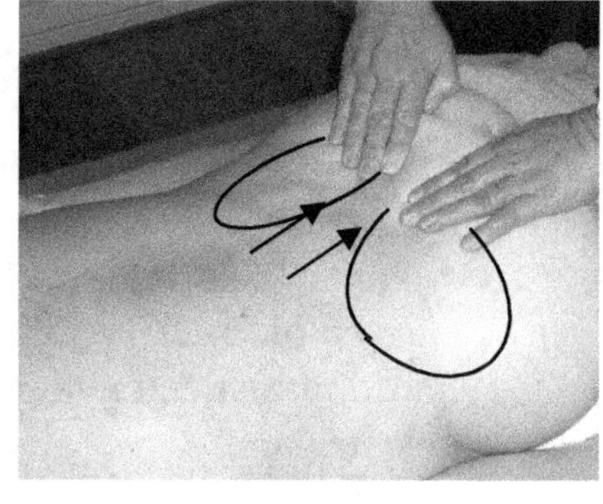 doornuitsteeksels van de onderste nekwervels tot het staartbeen gestreken wordt. Ook hier voel je precies wat nog niet in de juiste positie staat.

6. Controle van het weefsel

Leg de vingers in een hoek van 45 graden richting wervels en 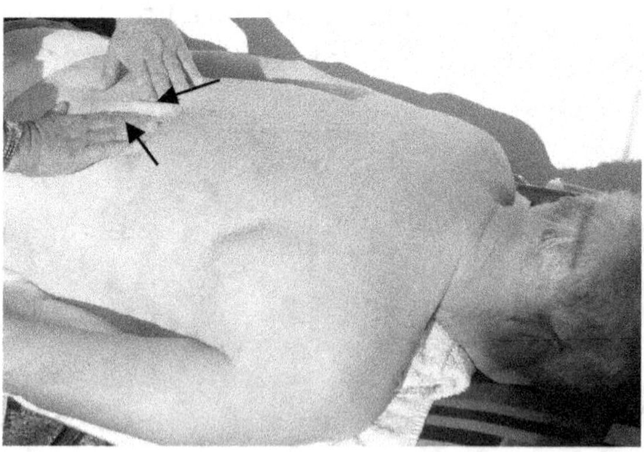 druk de huid zacht richting doornuitsteeksels. Dit enkele malen herhalen van onder naar boven. Herhaal daarna punt 5.

De patiënt mag nu een poosje rusten, afgedekt onder een handdoek en zal zich heerlijk ontspannen voelen en de neiging tot inslapen hebben.

<u>**Gebruikte literatuur:**</u>

Atlas van het menselijk lichaam, uitgave Lecturama-Rotterdam

Schmerzfrei mit der Dorn-Methode
45 effective Übungen zur Selbsthilfe von Matthias Schwarz

Die Dorn-therapie van Helmuth Koch en Hildegard Steinhauser

Der sanfte Weg zur Mitte: Die Dorn-Methode van Gamal
Raslan